チームで成功させるホワイトニング

壁を乗り越えるポイントと臨床テクニック

須崎 明 著

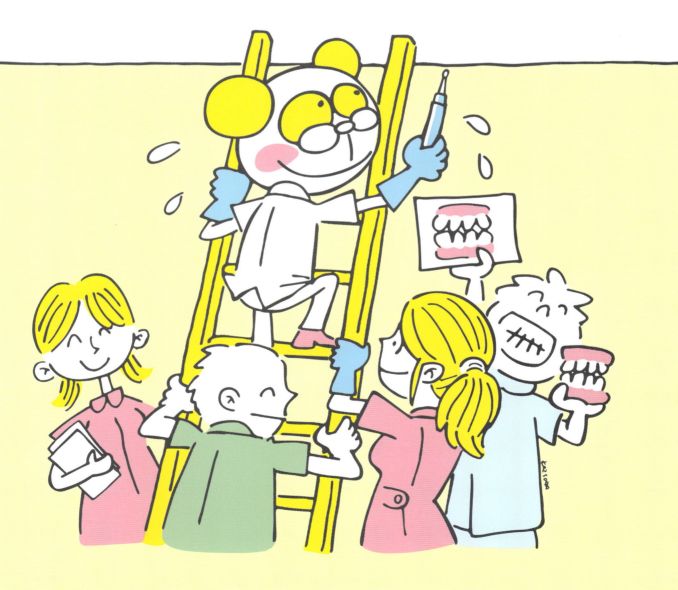

デンタルダイヤモンド社

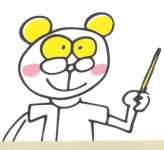

チームで成功させるホワイトニング
壁を乗り越えるポイントと臨床テクニック

はじめに ……………… 004

Wall 01 ホワイトニングを患者にうまく勧められない ……………… 006

Wall 02 ホワイトニングの術前診査のポイントがわからない ……………… 024

Wall 03 簡単な症例の見極めができない ……………… 030

Wall 04 難しい症例に取り組む自信がない ……………… 036

Wall 05 ホームホワイトニングジェルの濃度の使い分けができない ……………… 048

Wall 06 失活歯の漂白がうまくいかない ……………… 060

JUMP UP! ①	ホワイトニング・プリベンションの研究	074
JUMP UP! ②	ホワイトニングの変遷	076
JUMP UP! ③	ホワイトニング剤の作用機序	078
JUMP UP! ④	ホワイトニングの術前診査	080
JUMP UP! ⑤	エナメル質の厚みとマスキング効果	084
JUMP UP! ⑥	患者とのトラブルを回避する治療承諾書	086
JUMP UP! ⑦	歯の変色	088

イラスト：菅野カズシゲ
ブックデザイン：髙倉新

Wall 07 術直後の注意点を
患者にうまく伝えられない …………… 090

Wall 08 ホワイトニング後のセルフケアと
プロフェッショナルケアの方法がわからない …………… 094

Wall 09 ホワイトニングによる
知覚過敏の対応がうまくできない …………… 102

Wall 10 ホワイトバンドや
ホワイトスポットの対応がわからない …………… 112

Wall 11 ホワイトニング後の
CR修復がうまくいかない …………… 118

Wall 12 ホワイトニング後の
補綴修復がうまくいかない …………… 128

JUMP UP! ⑧　マウストレーの形態あれこれ ・・・・・・・・・・・・・・・・・・・・・ 138
JUMP UP! ⑨　ホワイトニングの分類 ・・・・・・・・・・・・・・・・・・・・・・・・・・・ 144
JUMP UP! ⑩　タッチアップをどのように捉えるか ・・・・・・・・・・・・・・・・ 146
JUMP UP! ⑪　光触媒と照射器の使いこなし ・・・・・・・・・・・・・・・・・・・・・ 148
JUMP UP! ⑫　ホワイトニングと口腔内カメラ ・・・・・・・・・・・・・・・・・・・・ 150
JUMP UP! ⑬　ケミカルバーニングへの対応 ・・・・・・・・・・・・・・・・・・・・・・ 152
JUMP UP! ⑭　ホワイトニングの安全性 ・・・・・・・・・・・・・・・・・・・・・・・・・ 154

おわりに …………… 159

003

はじめに

　現在、ホワイトニングについては、歯科医療従事者はもちろんのこと、患者にもその知識は広がっている。しかし、ホワイトニングが「当たり前」になってきているなかで、実際に医院で取り入れても、うまく効果を出すことができず、逆に医院の信頼を損なうようなこともあると考えられる。

　また、特定商取引法（特商法）に関する政令が改正され、2017年12月1日より施行された（表1）。本改正では、美容医療のなかで5種類の施術が追加され、クーリングオフが可能となった。そのなかにホワイトニング（歯牙の漂白薬物等の塗布による方法）が含まれている。すなわち、5万円以上でかつ1ヵ月以上のホワイトニング契約は契約者から通知があった場合、解約、返金しなければならないような可能性もでてきた。そのような流れのなかで、歯科医師、歯科衛生士には患者満足や信頼を獲得するために、ホワイトニングに関する知識をしっかりともち、実践する必要性がより高まったといえる。

　そこで本書では、日頃忙しい歯科医師、歯科衛生士の皆さんにホワイトニングのポイントや勘所を楽しく、短時間で押さえられるよう「ホワイトニングの壁」と「乗り越え方」を設定し、明確に問題を乗り越えていける構成とした。さらに、より知識を深めるために「JUMP UP!」として、ホワイトニングの知識の裏付けになるような話題をコラム的な読み物としてまとめている。

　本書が各医院でのホワイトニング臨床の一助となり、医院の活性化につながれば幸いである。

2019年3月

須崎 明

特定継続的役務提供に追加された美容医療契約

【概要】

●今般、消費者委員会からの答申を受け、消費者からの苦情相談の状況や役務の継続性などを踏まえつつ、一定の美容医療契約を特定継続的役務提供に追加することとした。

●具体的には政令を改正し、政令別表第2の項では、「人の皮膚を清潔にしもしくは美化し、体型を整え、体重を減じ、又は歯牙を漂白するための医学的処置、手術及びその他の治療を行うこと（美容を目的とするものであって、主務省令で定める方法によるものに限る。）。」と規定している。主務省令第31条の4では、以下の通り役務ごとに方法が規定されている。以下の方法により行われる役務であって、1月超かつ5万円超の契約が特定継続的役務提供の規制対象となる（対象となるのは平成29年12月1日以降に締結された契約）。

表1
特定商取引法（特商法）に関する政令が改正され、2017年12月1日より施行された

【主務省令規定事項】

役務内容	方法
●脱毛	●光の照射又は針を通じて電気を流すことによる方法（ex. レーザー脱毛）
●ニキビ、しみ、そばかす、ほくろ、入れ墨その他の皮膚に付着しているものの除去又は皮膚の活性化	●光若しくは音波の照射、薬剤の使用又は機器を用いた刺激による方法（ex. ケミカルピーリング）
●皮膚のしわ又はたるみの症状の軽減	●薬剤の使用又は糸の挿入による方法（ex. ヒアルロン注射）
●脂肪の減少	●光若しくは音波の照射、薬剤の使用又は機器を用いた刺激による方法（ex. 脂肪溶解注射）
●歯牙の漂白	●歯牙の漂白剤の塗布による方法（ex. ホワイトニングキッドを用いたホワイトニング）

消費者庁取引対策課資料より引用

> ホワイトニングの壁

ホワイトニングを患者にうまく勧められない

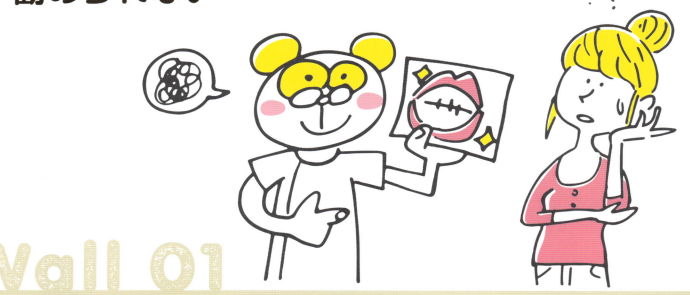

Wall 01

> 壁の乗り越え方

ホワイトニング・プリベンションをアピールする

　ホワイトニングは、歯を白くするのはもちろんのこと、う蝕予防効果や歯周病の予防効果も知られている。海外ではすでにホワイトニングのもつ二次的効果が注目され、ホワイトニング・プリベンション（whitening［bleaching］prevention）と呼ばれている（図1）。ホワイトニング・プリベンションには、大きく分けて下記の3つがある。

1）歯周病原細菌に対する効果
2）う蝕原性細菌に対する効果
3）歯質に対する効果
これらについてエピソード症例を通して紹介する。

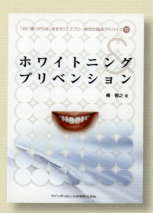

図1
椿 智之：ホワイトニング＆プリベンション「白い歯」からはじまるカリエスフリー時代の臨床アドバイス10：クインテッセンス出版，東京，2011.

1）歯周病原細菌に対する効果

　過酸化尿素は、もともと歯周病治療薬として用いられていた。具体的には過酸化尿素が変化したフリーラジカル（P.078、ホワイトニング剤の作用機序）が細菌の細胞膜や核を破壊することにより殺菌作用を発揮する。その後、歯周病治療薬は抗生物質を中心とした製品に変化してきた。そのような流れのなかで、過酸化尿素によって歯が白くなったという報告が多数行われ、ホワイトニングを目的とした製品が発売されるようになった（表1）。

表1：過酸化尿素の臨床応用の歴史

1960年代（米国）	Gly-Oxide（Smithkline Beecham社）：歯周疾患の治療薬 Dr.Cluster：歯肉炎防止のため、矯正後のTooth poisonerにGly-Oxideを入れたら歯が白くなった。
1989年	Dr. MuroがSRP後の歯周組織の治療に10％過酸化尿素を使用。二次的に漂白効果があることを報告。
1989年	Dr. Haywood（図2）、Dr. Heymannがグリセリン基材に10％の過酸化尿素を混和し、マウスピースにて5～8時間装着する「Nightguard vital bleaching」を発表。White & Brite（Omni International：現3M）が発売された。

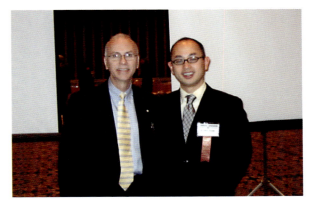

図2
ホームホワイトニングを世界に広めたDr. Haywood（左）。筆者と共に

　ホームホワイトニングやオフィスホワイトニングには歯周病原細菌を減少させる効果は認められるが、歯周病治療の第一選択法ではない。歯周病治療の第一選択は、歯周基本治療である。ただし、歯周基本治療をはじめとした歯周病治療後の病状、病態安定のためには、ホワイトニングは非常に効果的なものとなる。

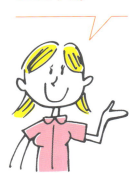

ホワイトニングの効果は、ただ白くするということではないんですね。

エピソード症例

　図3に、歯並びが気になることを主訴に来院した35歳・女性の口腔内写真を示す。矯正治療を希望して専門医を受診したところ歯周病を指摘され、治療を断られた。それがきっかけとなり歯科に対して不信感を抱くようになったとのことで、家族の勧めで当院に来院した（Dr/DHサブカルテ①）。

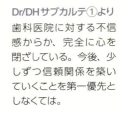

Dr/DHサブカルテ①より
歯科医院に対する不信感からか、完全に心を閉ざしている。今後、少しずつ信頼関係を築いていくことを第一優先としなくては。

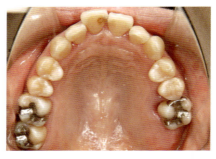
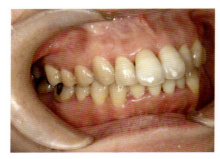
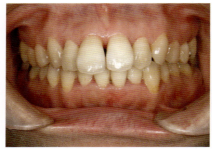
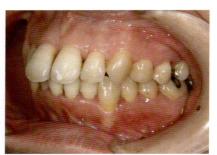
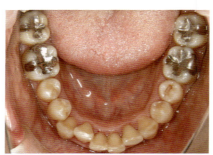

図3
歯並びが気になることを主訴に来院した35歳女性の口腔内写真

　図4にデンタルX線写真、図5に歯周組織検査の結果を示す。診査の結果、広汎型中等度慢性歯周炎と診断した。とくに |5 ならびに |6 は歯周病が進行していた（図6）。治療をあきらめている患者に対して、矯正治療や審美治療を行うにあたり歯周治療が必要なことを伝え、治療の同意を得た（Dr/DHサブカルテ②）。

Dr/DHサブカルテ②より
本日も遅刻してきた。気にしている前歯の口腔内写真を中心に、歯周病の原因と患者さんの現状を伝えた。「時間通り来院すること！ ブラッシングをしっかりしてもらうこと！」をまず初めの目標設定とした。

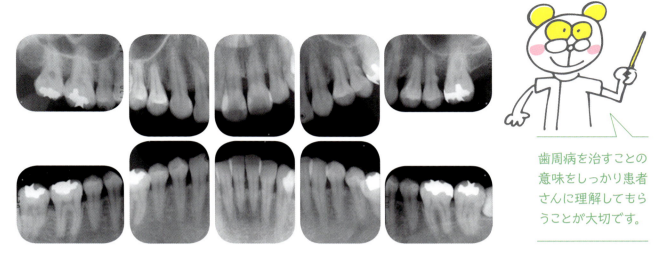

図4
初診時デンタルX線写真

> 歯周病を治すことの意味をしっかり患者さんに理解してもらうことが大切です。

動揺度																													1		1		1				1		1			
ポケット	✕		3	3	5	5	2	3	2	2	3	3	2	3	3	2	4	4	2	3	2	2	3	3	2	2	3	3	2	3	3	2	3	3	3	3	4	6	7	8	3	3	✕
	✕		3	3	4	3	3	3	3	2	3	3	3	2	3	2	4	4	3	3	3	2	4	2	4	2	3	3	3	2	3	3	3	3	2	2	3	4	7	8	4	4	✕
部位	8		7		6		5		4		3		2		1		1		2		3		4		5		6		7		8
ポケット			6	3	4	3	3	3	3	3	3	3	4	2	3	3	3	3	4	2	3	4	3	3	3	3	2	2	4	3	2	4	4	3	3	3	3	3	3	3	4	3	5	半萌出
			7	6	4	5	3	4	4	2	4	3	2	3	3	2	4	4	3	3	3	3	3	3	2	2	4	3	2	3	3	2	3	4	2	3	3	3	3	3	3	3	8	
動揺度																																											

図5
初診時歯周組織検査（プロービング時の出血箇所は赤色）：BOP率は75％と高く、臼歯部を中心に歯周病が進行している

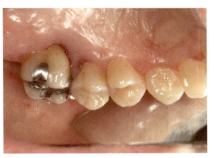

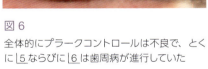

図6
全体的にプラークコントロールは不良で、とくに|5ならびに|6は歯周病が進行していた

> 歯周基本治療は患者さんの状態を把握するよい機会です。

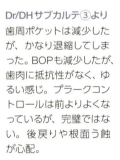

Dr/DHサブカルテ③より
歯周ポケットは減少したが、かなり退縮してしまった。BOPも減少したが、歯肉に抵抗性がなく、ゆるい感じ。プラークコントロールは前よりよくなっているが、完璧ではない。後戻りや根面う蝕が心配。

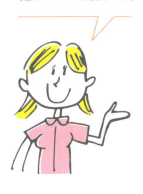

　担当歯科衛生士が、さまざまな方法を用いて患者のモチベーションを向上させながら何とか歯周基本治療を終了した。図7に再評価時の歯周組織検査の結果と図8に口腔内写真を示す。歯周ポケットならびにプロービング時の出血は、改善の傾向が認められたものの、|5ならびに|6の歯肉の状態は不安定であった（図9、Dr/DHサブカルテ③）。担当歯科衛生士は、この状態で矯正治療や審美修復に移行するのは時期尚早と判断し、SPT（サポーティブ・ペリオドンタル・セラピー）

にて歯周ポケットの安定を図ることを患者に提案した。しかしながら、患者は前歯の審美性の改善を希望し、歯科衛生士の提案を受け入れなかった。

そこでリフレーミング（下記で解説）として、ホワイトニングを提案した。歯列の形態は変化しないものの歯が白くなるなら、審美治療に一歩前進すると考えた患者は、この提案を受け入れた（Dr/DHサブカルテ④）。

> **Dr/DHサブカルテ④より**
> 本日15分遅刻。プラークコントロールが低下した。隣接面にプラークがこびりついて残っている感じ。歯間ブラシをさぼっているとのことだったので再度指導した。もはや歯周病に対するモチベーションが低下し始めているので、審美治療するなら歯周病はしっかり改善させていく必要があると強めに伝えた。

> このような提案ができる歯科医師、歯科衛生士を目指しましょう。

ワンポイントメモ

リフレーミングとは？

リフレーミングは、現象・事象に対する見方や理解の仕方に関する既存のフレーム（枠組み）を変化させるコミュニケーションテクニックの1つ[1]。すなわち1つのものを異なる方向から見直すこと。簡単にいえば「リフレーミングとは、ものの見方・意味づけの仕方を変えること」である。図a、bに審美障害を主訴に来院した40歳・女性の初診時の口腔内写真とデンタルX線写真を示す。

本患者は「こんな状態になるまで放っておいて申し訳ありません。もっと早く来なくてはいけないことはわかっていたのですが……」と自分を責める発言をした。そこで、リフレーミングテクニックにより「思い切って来院されたいまが治療のベストタイミングです。悪いのは細菌です。一緒に協力して治療していきましょう！」と返答をした。患者によるとこの一言で非常に気持ちが楽になり、しっかり治療を継続しようと思ったとのことであった。

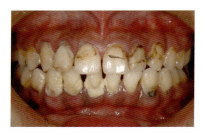

図a

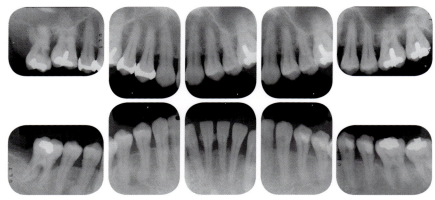

図b

参考文献
1) 東豊：リフレーミングの秘訣　東ゼミで学ぶ家族面接のエッセンス. 日本評論社, 東京, 2014.

動揺度											1	1	1						
ポケット	×																4	×
部位	8	7	6	5	4	3	2	1	1	2	3	4	5	6	7	8
ポケット	×	5 4													6	半萌出
		8 4													7	
動揺度																

（3mm以下は数値なし）

図 7
再評価時の歯周組織検査：BOP 率は 13% まで減少し、歯周ポケットも減少した

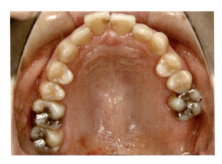
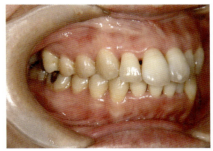
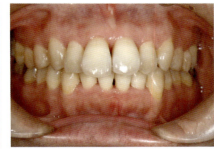
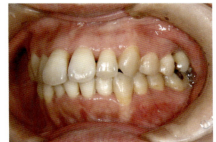
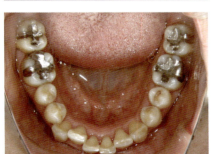

図 8
再評価時の口腔内写真

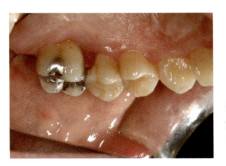

図 9
歯周ポケットならびにプロービング時の出血は改善の傾向が認められたものの、5 ならびに 6 の歯肉は不安定な状態であった

図10にホワイトニング診査時の口腔内写真を示す。ホワイトニング・プリベンションの歯周病原細菌に対する効果も期待して、ホームホワイトニングを行うこととした（図11）。

図12に1ヵ月経過後の口腔内を示す。この時点で上顎の色調には満足しているので、タッチアップに移行している。続けて下顎のホワイトニングを開始した（図13）。図14に3週間経過後の同部位を示す。患者の満足が得られたので、タッチアップに移行した。この時点で|5 ならびに|6 の歯肉の状態が安定したため、再SRPや歯周外科を行わず、SPTを継続することとした（図15）。そこで患者に矯正治療や審美修復の治療計画を提案した。

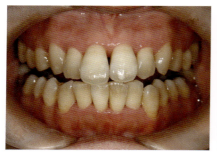

図10
ホワイトニング診査時の口腔内写真

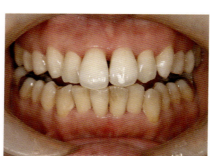

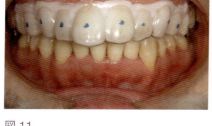

図11
ホワイトニング・プリベンションの歯周病原細菌に対する効果も期待して、ホームホワイトニングを行うこととした

図12
1ヵ月経過後の口腔内。この時点で上顎の色調には満足しているので、タッチアップに移行している

> 患者さんの満足度を確認しながら、希望していた矯正治療や審美修復の提案をしていきます。

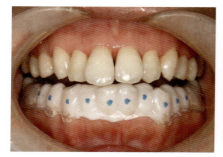

図13
下顎のホワイトニングを開始した

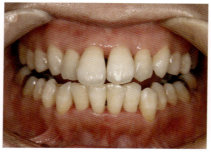

図14
3週間経過後の同部位。患者の満足が得られたので、タッチアップに移行した

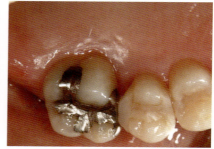

図15
|5 ならびに|6 の状態が安定したため、再SRPや歯周外科を行わず、SPTを継続することとした

> **Dr/DH サブカルテ⑤より**
> 口元がキレイになって満足している様子。SPT継続についてもモチベーションが向上したようでよかったです。

　さまざまな提案のなかから患者は1|1部のポーセレンラミネートベニア修復を選択した。図16に形成後の同部位を示す。ポーセレンラミネートベニア装着後の同部位を図17に示す。新たに上顎のホワイトニングトレーを作製し、今後は色調の変化しない1|1部をKey teethとし、他部位と色調の不調和が生じたときのみタッチアップを行うように患者に指導した（図18、Dr/DHサブカルテ⑤）。

　図19に2年経過後の同部位を示す。経過は良好である。図20に3年経過後の同部位、図21にデンタルX線写真、図22に歯周組織検査の結果を示す。多少の歯周ポケットの後戻りが認められるが、このまま経過観察とした。図23に4年後の同部位を示す。|5のインレーが破折したため、保証期間内ということで前医にて再製した。図24に5年経過後の同部位を示す。歯周ポケットには大きな変化は認められないものの、|5のインレーが再度破折したため、当院にてセラミックインレーを装着した。

　審美治療を主訴とした広汎性中等度慢性歯周炎の本患者のSPTの成功の鍵は、定期的なメインテナンスとホワイトニング（タッチアップ）によるところが大きいと思われる。

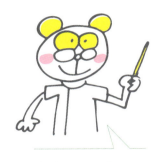

> 患者さんに寄り添いながらホワイトニングの効果をうまく活用しましょう。

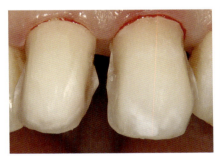

図16
さまざまな提案のなかから患者は1|1部のポーセレンラミネートベニア修復を選択し、同部位を形成した

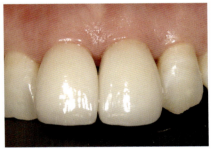

図17
ポーセレンラミネートベニア装着後の同部位

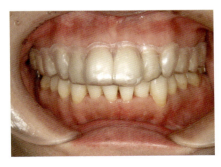

図18
今後は色調の変化しない1|1部をKey teethとし、他部位と色調の不調和が生じたときのみタッチアップを行うように患者に指導した

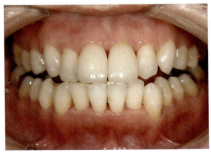

図19
2年経過後の同部位。経過は良好である

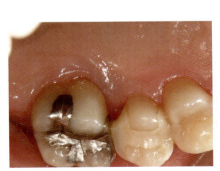

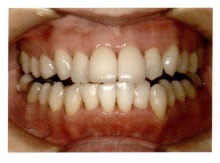
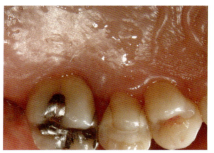

図20
3年経過後の同部位

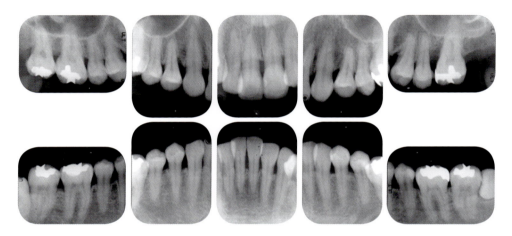

図21
3年経過後のデンタルX線写真

動揺度								1	1	1						
ポケット	✕													4 5		✕
部位	8	7	6	5	4	3	2	1	1	2	3	4	5	6	7	8
ポケット	✕	7 8													4 9	半萌出
動揺度																

(3mm以下は数値なし)

図22
3年経過後の歯周組織検査の結果

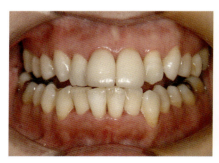
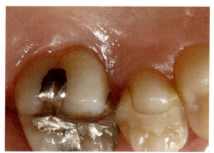

図23
4年経過後の同部位

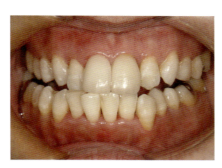
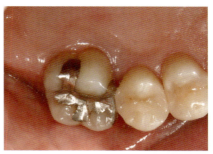

図24
5年経過後の同部位。歯周ポケットには大きな変化は認められない

2）う蝕原性細菌に対する効果

ホームホワイトニングやオフィスホワイトニングには、う蝕原性細菌に対して殺菌作用や抗菌作用があることが認められている。作用機序は歯周病原細菌に対するものと同様である。

エピソード症例

> Dr/DH サブカルテ⑥より
> 定期健診にも通っているし、歯磨きもがんばっているのになぜすぐう蝕ができるのか？と患者さんはう蝕ができることに悩んでいる様子。自分なりにインターネットで調べ、むし歯の予防効果の高い食べ物を食べているとのこと。カリエスリスクテストの結果を聞き、少しスッキリした様子。

う蝕治療を主訴に来院した39歳・男性の口腔内写真を図25に、パノラマX線写真を図26に示す。患者によるとカリエスリスクが高く、歯科医院にて定期的なメインテナンスを受けているものの、そのたびにう蝕を指摘されるとのことであった。そこで「カリエスリスクテスト」を実施したところ、唾液の緩衝能は低く（図27）、う蝕原性細菌の酸産性能も高い傾向にあった（図28）。患者にはカリエスリスクが高いことをはじめとし、その対処法だけでなくセルフケアやプロフェッショナルケアの重要性を中心に伝えて理解を得た（Dr/DHサブカルテ⑥）。

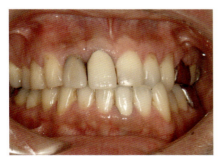

図25
う蝕治療を主訴に来院した39歳・男性の口腔内写真

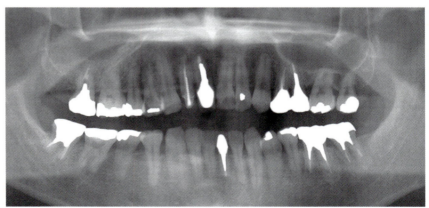

図26
同患者のパノラマX線写真

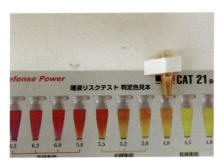

図27
カリエスリスクテストでは、唾液の緩衝能は低くかった

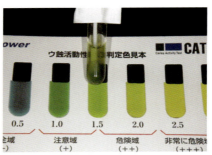

図28
カリエスリスクテストでは、う蝕原性細菌の酸産性能が高い傾向にあった

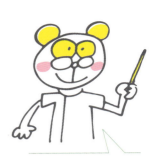

カリエスリスクテストなどを活用しながら、患者さんにきちんと現在の状態やケアの重要性を伝えましょう。

　う蝕および歯周治療後は定期的にメインテナンスに来院した。そして2年が経過したメインテナンスの際に、「1」の補綴物と周囲の歯の色調との不調和が気になると担当歯科衛生士に訴えた（図29）。診査の結果、ホワイトニングにて「1」の補綴物と周囲の歯の色調との不調和を改善した後（Dr/DHサブカルテ⑦）、「1 2」の再修復を行うこととした。図30に「1 2」をテンポラリークラウンに置き換えた口腔内を示す。まずは上顎からホームホワイトニングを開始した（図31）。図32に2週間後の同部位を示す。上顎の色調が「1」と同様になったため、下顎のホームホワイトニングを開始した（図33）。2週間経過後、患者の満足が得られたため、タッチアップに移行した（図34）。

　図35に「1 2」のオールセラミッククラウン装着前後の同部位を示す。図36に3ヵ月後の同部位を示す。経過が良好なため定期的なメインテナンスを継続することとし、「1 2」および「1」の色調と他部位の色調の不調和が気になったときのみ、タッチアップを行うように患者に指導した。初診から5年経過後も経過は良好である（図37、Dr/DHサブカルテ⑧）。

Dr/DHサブカルテ⑦より
いまのところう蝕が再発していないのでホッとしているとのこと。う蝕の次に歯の色が気になってきた。色調が気になる「1」の補綴物を再製するのではなく、周りの歯を白くする方法があることを知って驚いていた。

Dr/DHサブカルテ⑧より
いまのところう蝕が再発していないし、口元も白くなり大満足とのこと。セルフケアが少し、甘くなってきているので、「これで終わりではなく、ここからスタートですよ」と伝え、プラークコントロールの甘い臼歯部舌側を再度TBIした。

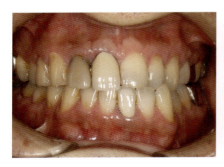

図29
2年が経過したメインテナンスの際に「1」の補綴物と周囲の歯の色調との不調和が気になると担当歯科衛生士に訴えた

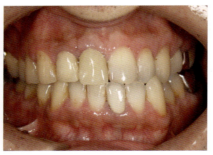

図30
「1 2」をテンポラリークラウンに置き換えた口腔内

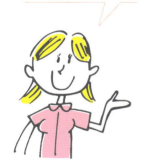

Dr/DH サブカルテ⑨より
プラークコントロールは良好。隣接面に少しプラークが残っている程度。フロスの使い方を確認した。タッチアップも気になるときに行っている。人に見せたくなかったコンプレックスだった口元が、いまは逆に自信となり人に見せているとのことです。

定期的なメインテナンスとホワイトニングがカリエスリスクの高い患者さんに功を奏しています。

　カリエスリスクが高い患者ではあるが、当院での治療後は新たなう蝕は発生していない。初診から6年経過後の同部位を図38に示す。その後も患者は定期的なメインテナンスに来院し、7年経過（図39）、8年経過（図40）、9年経過（図41）、10年経過（図42）、11年経過（図43）、12年経過（図44）した。この時点でも新たなう蝕は発生していない（Dr/DH サブカルテ⑨）。カリエスリスクが高い患者のう蝕予防が成功している要因には、患者自身のセルフケアはもちろんのこと、定期的なメインテナンスによるプロフェッショナルケアの影響が大きい。さらに、患者は定期的にタッチアップを行っており、ホワイトニングのもつう蝕原性細菌に対する殺菌作用や抗菌作用の効果も影響していると考えられる。

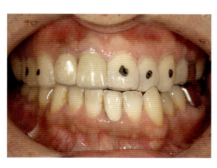

図31
上顎からホームホワイトニングを開始した

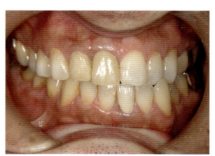

図32
2週間後の同部位

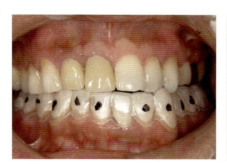

図33
上顎の色調が「1と同様になったため、下顎のホームホワイトニングを開始した

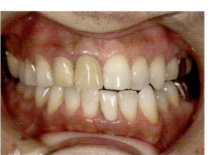

図34
2週間経過後、患者の満足が得られたため、タッチアップに移行した

JUMP UP! ⑩ ▶ P.146
タッチアップを
どのように捉えるか

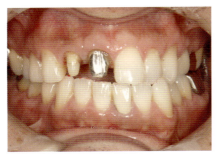
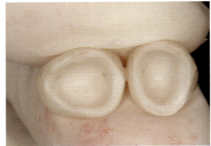
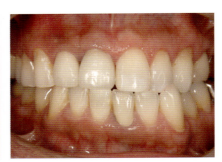

図 35
1 2|のオールセラミッククラウン装着前後の同部位

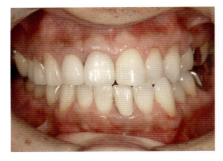
図 36
3ヵ月後の同部位。経過が良好なため定期的なメインテナンスを継続することとした

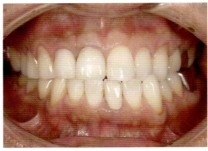
図 37
初診から5年経過後も経過は良好である

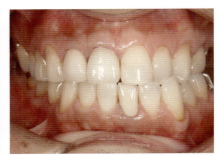
図 38
初診から6年経過後の同部位

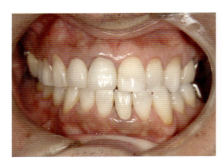
図 39
初診から7年経過後の同部位

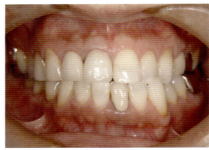
図 40
初診から8年経過後の同部位

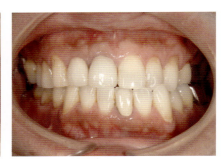
図 41
初診から9年経過後の同部位

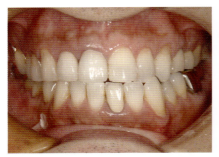
図 42
初診から10年経過後の同部位

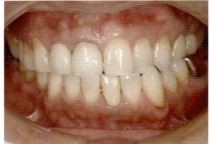
図 43
初診から11年経過後の同部位

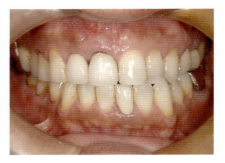
図 44
初診から12年経過後の同部位

3）歯質に対する効果

ホワイトニング後のエナメル質表層には初期う蝕病変のような表層下脱灰像は認められない。逆に、ホワイトニング後の歯質は、フッ化物を取り込みやすくなることが報告されている。

エピソード症例

図45に歯がしみることを主訴に来院した20歳・女性の口腔内写真を示す。診査の結果、歯頸部には一過性の冷水痛を伴う、ブラッシング不良が原因と考えられる初期う蝕病変が認められた（Dr/DH サブカルテ⑩）。そこで歯頸部の再石灰化を意識しながら、歯周基本治療を開始した。図46に再評価後の同部位を示す。プラークコントロールも安定し、一過性の冷水痛も消失した。そこで患者に、歯頸部の初期う蝕病変を安定させるためにも定期的なプロフェッショナルケアの重要性を伝え、患者自身も定期的なメインテナンスを希望した（Dr/DH サブカルテ⑪）。しかしながら、患者はメインテナンスに来院することはなかった。

数ヵ月経過したある日、歯を白くしたいと患者が突然来院した（図47）。幸い歯頸部の初期う蝕病変は進行しておらず、冷水痛も認められなかったためホワイトニングで対応することとした（図48、Dr/DH サブカルテ⑫）。患者と相談の結果、ホワイトニングはホームホワイトニングにて対応することとし、ホワイトニングを開始した（図49）。図50に2週間経過後の同部位を示す。患者の満足が得られたため、タッチアップに移行した。図51に1ヵ月後の同部位を示す。前回の歯周基本治療後では「う蝕予防のためのプロフェッショナルケア」は患者の心に響かなかったため、今回のホワイトニング後には「白さを保つためのプロフェッショナルケア」として、リフレーミングテクニックを用い、3ヵ月毎の定期的なメインテナンスを勧めた。

Dr/DHサブカルテ⑩より
しっかりと話を聞いてくれた。とても素直なタイプ。知覚過敏の原因に納得した様子でした。

Dr/DHサブカルテ⑪より
知覚過敏は消失したが、歯頸部の病変はまだ不安定であるので今後、セルフケアとプロフェッショナルケアで再石灰化させることがとても重要だと本人に伝えました。

Dr/DHサブカルテ⑫より
歯頸部のう蝕は進行していなかったので、ホッとした。プラークコントロールも良好で、毎食後ブラッシングはしているとのことです。

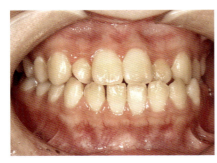

図45
歯がしみることを主訴に来院した20歳・女性の口腔内写真

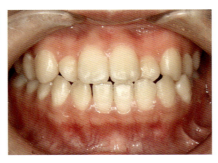

図46
再評価後の同部位。プラークコントロールも安定し、一過性の冷水痛も消失した

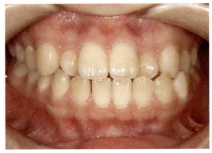

図47
数ヵ月経過したある日、歯を白くしたいと患者が突然来院した

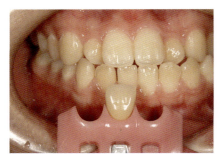

図48
歯頸部の初期う蝕病変は進行しておらず、冷水痛も認められなかったためホワイトニングで対応することとした

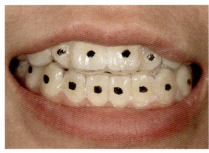

図49
ホワイトニングはホームホワイトニングにて対応することとし、ホワイトニングを開始した

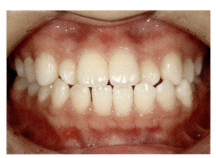

図50
2週間経過後の同部位。患者の満足が得られたため、タッチアップに移行した

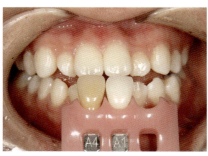

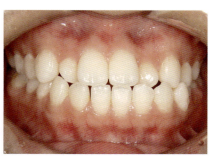

図51
1ヵ月後の同部位。「白さを保つためのプロフェッショナルケア」として、定期的なメインテナンスを患者に勧めた

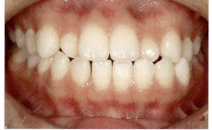

図52
3ヵ月後、患者はメインテナンスに来院した

図53
6ヵ月後、メインテナンスに来院した

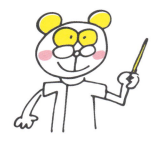

患者さんの希望をとらえ、メインテナンスへの導き方も変えてみましょう。

Dr/DHサブカルテ⑬より
前回はう蝕を進行させないためのメインテナンスには来院しなかった。今回は、白さを維持するためのメインテナンスということで来院が継続している。メインテナンスのなかで、歯頸部の初期う蝕病変も進行させないようにしたい。

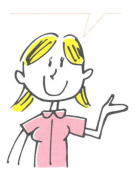

ホワイトニングによる口腔への関心の高まりと歯質への効果によって良好な状態を保っています。

　3ヵ月後、患者はメインテナンスに来院した（図52）。タッチアップはときどき行っており経過は良好である。6ヵ月後もメインテナンスに来院した（図53）。9ヵ月後もメインテナンスに来院した（図54）。ホワイトニング後に患者の口腔内に対する意識が高まっただけでなく、初期う蝕病変も安定しているため6ヵ月毎のメインテナンスに移行した（Dr/DHサブカルテ⑬）。

　図55に1年6ヵ月経過後の同部位を示す。タッチアップもときどき行っているとのことであった。また、歯頸部の初期う蝕病変も再石灰化が認められた。メインテナンス時には、毎回初期う蝕病変のPMTCを慎重に行い（図56）、フッ化物を塗布している（図57）。2年経過後（図58）、2年6ヵ月後（図59）も経過は良好である。図60に3年経過後の同部位を示す。患者はタッチアップをときどき行っており、白さを維持している。図61に3年6ヵ月経過後の同部位を示す。初期う蝕病変は冷水痛も認められず完全に再石灰化し、安定している。4年経過後も患者の口腔内に対する高い関心度は継続している（図62）。患者の転居に伴い当院でのメインテナンスは最後となった。4年間の経過観察のなかで初期う蝕病変は完治した。これらの背景には良好なセルフケアと定期的なプロフェッショナルケアが大きく寄与している。さらに、タッチアップによるホワイトニングを併用した歯磨剤のフッ化物やメインテナンス時のフッ化物塗布の局所応用が、再石灰化をより促進したといえよう。

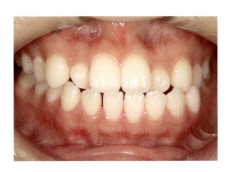

図54
9ヵ月後もメインテナンスに来院した。患者の口腔内に対する意識が高まっただけでなく、初期う蝕病変も安定しているため、6ヵ月毎のメインテナンスに移行した

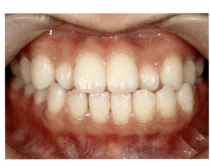
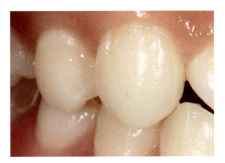

図55
1年6ヵ月経過後の同部位。歯頸部の初期う蝕病変も再石灰化が認められた

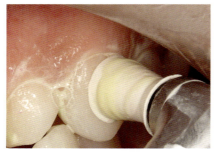

図 56
メインテナンス時には毎回初期う蝕病変のPMTCを慎重に行った

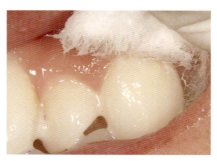

図 57
PMTC後はフッ化物を塗布した

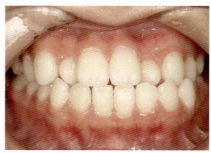

図 58
2年経過後。経過は良好である

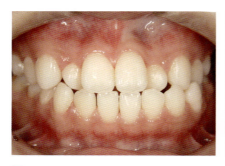

図 59
2年6ヵ月後も経過は良好である

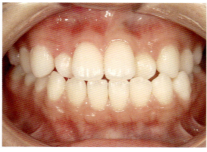

図 60
3年経過後の同部位。患者はタッチアップをときどき行っており、白さを維持している

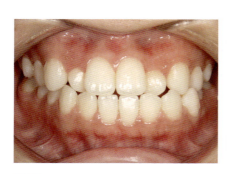

図 61
3年6ヵ月経過後の同部位。初期う蝕病変は冷水痛も認められず、完全に再石灰化し、安定している

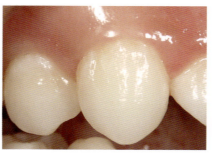

図 62
4年経過後も患者の口腔内に対する高い関心度は継続しており、初期う蝕病変は完治した

Wall 01 壁の乗り越え方のまとめ

「ホワイトニングを患者に うまく勧められない」壁の乗り越え方

　ホワイトニングはただ単に歯を白くするだけではなく、ホワイトニング・プリベンションの効果があることを患者にしっかりと伝える。これによりホワイトニングを希望しなかった患者が、治療やメインテナンスのなかでホワイトニングを希望することもある。

　さらに、ホワイトニングを口腔内をよりよい状態に管理する1つのオプションとして位置づけ、口腔内管理の方法として捉えることで、う蝕治療や歯周治療を効果的に進めることができる。

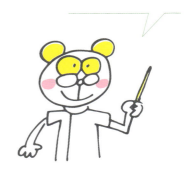

ホワイトニングは、口腔内をよい状態へと導くオプションの1つとして捉えましょう。

ホワイトニングの壁

ホワイトニングの術前診査の
ポイントがわからない

Wall 02

壁の乗り越え方

▼

変色の程度と部位を
見極める

　JUMP UP! ⑦「歯の変色」（P.088）で述べるように、変色歯に現れるバンディングの有無でホワイトニングの難易度が異なる。すなわち、バンディングが認められる変色歯はホワイトニングが難しいとされ、メーカーは禁忌症としている場合が多い。

　変色歯は、その程度と部位の見極めが重要になる。ここでは、テトラサイクリン変色歯の分類である「Feinman らの分類」や「福島の分類」を活用し、その見極め方をエピソード症例もまじえて紹介する。

1）変色歯の程度の見極め

変色歯の程度の見極めには表1に示す Feinman ら[1]によるテトラサイクリン変色歯の分類を参考にする。

F1（図1）とF2（図2）はバンディングが認められないもの、F3（図3）とF4（図4）は、バンディングが認められる変色歯となる。さらにF2はF1よりも、F4はF3よりも変色の程度が著しくなる。

ホワイトニング診査の際、F1とF2はホワイトニング効果が得られやすく、バンディングを伴うF3はホワイトニング効果が得られにくい。さらに変色の程度が著しいF4は難症例になることが多い。

表1 《テトラサイクリン変色歯の分類：Feinman らの分類》

F1（第1度）	淡い黄色、褐色、灰色で歯冠全体が一様に着色されていて、縞模様が見られないもの
F2（第2度）	第1度よりも濃く歯冠全体が一様に着色されていて、縞模様が見られないもの
F3（第3度）	濃い灰色、青味がかかった灰色で縞模様を伴うもの
F4（第4度）	着色が強く、縞模様の著明なもの

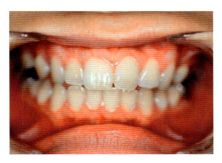

図1
Feinman らによるテトラサイクリン変色歯の分類 F1

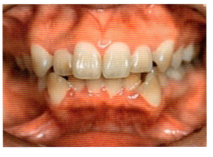

図2
Feinman らによるテトラサイクリン変色歯の分類 F2

図3
Feinman らによるテトラサイクリン変色歯の分類 F3

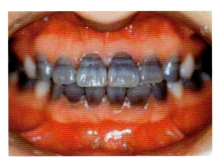

図4
Feinman らによるテトラサイクリン変色歯の分類 F4

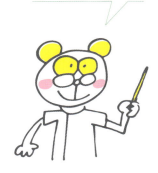

見極めを行って、ホワイトニング効果の得られやすさを判断します。

2）変色歯の部位の見極め

変色歯の部位の見極めには、表2に示す福島のテトラサイクリン変色歯の分類[2]を参考にする。

JUMP UP! ⑤の「エナメル質の厚みとマスキング効果」（P.084）で述べるようにエナメル質の厚い部分は、本来のホワイトニング効果に加え、歯の結晶構造に基づいた立体的な色調変化（マスキング効果）が起こりやすい。したがって、変色部位のエナメル質の厚みが大きいⅠ型（図5）は、ホワイトニング効果が得られやすい。また、歯冠部の全体にわたり変色が認められるⅡ型（図6）は、ホワイトニングにより切縁から歯冠中央部付近まで大部分にわたって色調の変化が認められるため患者の満足を得られやすい。それに対して、変色している面積は小さいものの、変色部位がエナメル質の厚みが薄い歯頸部に限局しているⅢ型（図7）は、ホワイトニング効果が得られにくい。

表2 《テトラサイクリン変色歯の分類：福島の分類》

Ⅰ型	前歯部歯冠部切端寄りと第1大臼歯に変色を認め、小臼歯部には認められないもの →出生直後〜3歳までに薬物投与されたもの
Ⅱ型	前歯部および臼歯部の歯冠全面に変色が認められるもの →出生直後〜6歳まで長期間断続的に薬物投与されたもの
Ⅲ型	前歯部歯冠部歯頸部寄りおよび小臼歯部に変色が認められ、第1大臼歯には認められないもの →3歳〜7歳頃の間に薬物投与されたもの

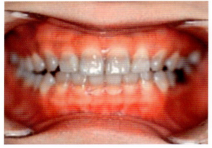

図5
福島のテトラサイクリン変色歯の分類Ⅰ型

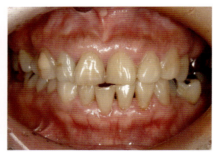

図6
福島のテトラサイクリン変色歯の分類Ⅱ型

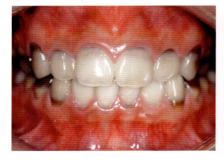

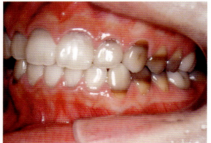

図7
福島のテトラサイクリン変色歯の分類Ⅲ型

| JUMP UP! ❺ エナメル質の厚みとマスキング効果 ▶ P.084 | JUMP UP! ❾ ホワイトニングの分類 ▶ P.144 |

> **Dr/DH サブカルテ①より**
> 変色歯は以前からずっと気になっていたとのこと。子育てが一段落したので、ホワイトニングは自分へのご褒美とのことでした。

エピソード症例

図8にJUMP UP!⑤（P.084）でも紹介している39歳・女性の口腔内写真を示す。変色歯の程度はFeinmanらによるテトラサイクリン変色歯の分類F3、変色歯の部位は福島のテトラサイクリン変色歯の分類Ⅱ型である（図9、Dr/DHサブカルテ①）。

診査の結果、ホームホワイトニングを中心に進め、効果が出にくいところは選択的にオフィスホワイトニングを行うこととした（図10）。

図11に上顎のホームホワイトニングを開始して1週間後の同部位を示す（Dr/DHサブカルテ②）。バンディングの部分のホワイトニング効果が不十分なため、バンディングの部位のみハイライト（松風）を塗布し（図12）、光を照射してオフィスホワイトニングを行った（図13）。患者には引き続きホームホワイトニングを指示した。

> **Dr/DH サブカルテ②より**
> あきらめていた歯が想像していたより白くなったので、びっくりしたといっていました。もっと白くしたいというので、あまり期待させないようにホワイトニングの限界を再度伝えました。

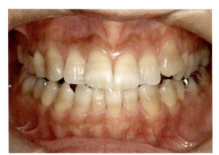

図8
JUMP UP!⑤でも紹介する39歳・女性の口腔内写真

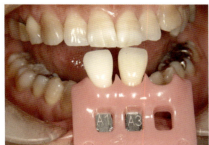

図9
FeinmanらによるテトラサイクリンA変色歯の分類F3。福島のテトラサイクリン変色歯の分類Ⅱ型

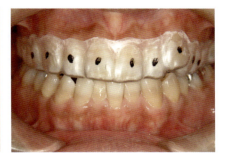

図10
診査の結果、ホームホワイトニングを中心に進めることとした

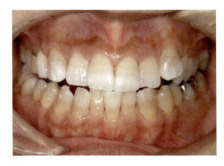

図11
上顎のホームホワイトニングを開始して1週間後の同部位

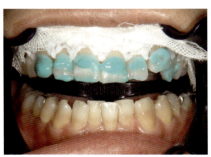

図12
バンディングの部分のホワイトニング効果が不十分なため、バンディングの部位のみハイライト（松風）を塗布した

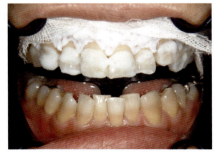

図13
光を照射してオフィスホワイトニングを行った

さらに1週間経過後の同部位を図14に示す。患者の同意が得られたため、タッチアップに移行することとした。フッ化物を含んだジェル（メルサージュプラス：松風）で歯面を研磨し、さらにフッ化物を塗布した（図15、Dr/DHサブカルテ③）。

> **Dr/DH サブカルテ③より**
> ホワイトニングの限界を伝えた効果があったのか、ご本人はホワイトニングの結果に大満足です。「早く下顎も白くしたい！」とおっしゃっていました。

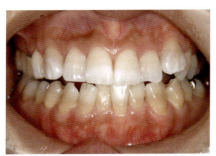

図14
1週間経過後の同部位。患者の同意が得られたためタッチアップに移行することとした

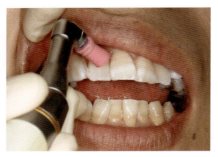

図15
フッ化物を含んだジェルで表面を研磨し、さらにフッ化物を塗布した

> 変色や部位を見極めて、選択的にホワイトニングの方法を使い分けることが大切です。

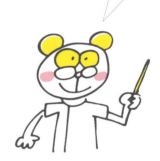

ワンポイントメモ

バンディングが認められる場合は、ホームホワイトニングの期間を長くするか、オフィスとホームのデュアルホワイトニングを行う

　患者の希望で下顎もホームホワイトニングを開始した（図16）。
　図17に1週間後の同部位を示す。上顎と同様にホワイトニング効果が得られていないバンディング部のみ、選択的にオフィスホワイトニングを行った（図18）。さらに1週間経過後の同部位を図19に示す。患者の同意が得られたためタッチアップに移行することとした（図20、Dr/DHサブカルテ④）。

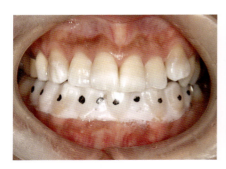

図16
患者の希望で下顎もホームホワイトニングを開始した

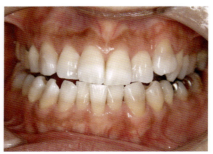

図17
ホームホワイトニング開始1週間後の同部位

> **Dr/DH サブカルテ④より**
> やはり下顎は歯頸部のエナメル質の厚みが薄いのでホワイトニング効果が不十分だった。ご本人はこの限界を素直に受け入れてくれました。前向きにこの限界を捉え「唇で隠れるから大丈夫！」と明るく笑顔でおっしゃっていました。

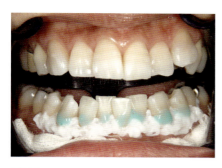 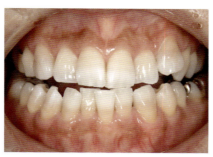 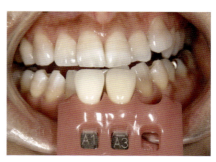

図18
ホワイトニング効果が得られていないバンディング部のみ、選択的にオフィスホワイトニングを行った

図19
オフィスホワイトニング後、1週間ホームホワイトニングを行った

図20
患者の同意が得られたため、タッチアップに移行することとした

　このようにバンディング部分を完全に改善することは困難ではあるが、エナメル質の厚みが大きい部分は比較的目立ちにくくなる。このような結果をホワイトニング前の診査時に患者にしっかりと説明したうえでホワイトニング契約をすることが、トラブル回避のポイントとなる（ホワイトニング契約については、JUMP UP！⑥〈P.086〉で解説）。

Wall 02 壁の乗り越え方のまとめ

「ホワイトニングの術前診査のポイントがわからない」壁の乗り越え方

　変色歯に認められるバンディングをホワイトニングで完全に取り除くのは困難な場合が多い。そこで術前診査時にFeinmanらによるテトラサイクリン変色歯の分類を参考に変色歯の程度を見極め、さらに福島のテトラサイクリン変色歯の分類を参考に変色歯の部位を見極めて、ホワイトニングの限界を患者に伝えることが重要となる。

しっかりとした見極めで、患者さんにもきちんとした説明ができるようになりましょう。

参考文献
1) Feinman RA, Goldstein RE, Garber DA: Bleaching Teeth. Quintessence Co, Chicago, 1987.
2) 福島正義：変色歯治療の過去，現在，未来．新潟歯学会誌 39(2): 1-15, 2009.

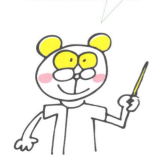

> ホワイトニングの壁

簡単な症例の
見極めができない

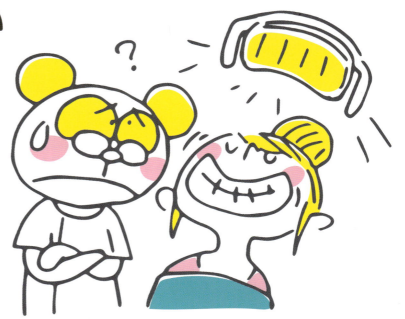

> 壁の乗り越え方

変色の部位、色調と
患者の年齢を見極める

　下記の簡単な症例のポイントにしたがって変色の部位、色調と患者の年齢を見極める。
　「ホワイトニングが簡単な症例」とは？
①バンディングが認められない
②変色歯の色調が暖色系である
③年齢が若く、歯の石灰化の程度が低い

このような症例に対して、どのようにアプローチをしていくかをみていく。

| 押さえておきたい POINT！ | → | JUMP UP！❸ ホワイトニング剤の作用機序 | ▶ P. 078 | JUMP UP！❼ 歯の変色 | ▶ P. 088 |

1）変色の部位を見極める

すでに Wall02（P.024）で述べたように、簡単な症例とは、バンディングが認められない変色歯である。したがって、見極めの最初のポイントは、バンディングの有無、すなわち変色の部位を見極める。

2）変色の色調を見極める

歯の変色は JUMP UP! ⑦「歯の変色」（P.088）で述べるように、原因物質の分子量によって色調が異なる。分子量の小さい原因物質が歯に取り込まれると寒色系（黒、グレー、青に近い色）の変色歯となる。逆に、分子量の大きい原因物質が歯に取り込まれると暖色系（赤、オレンジ、黄に近い色）の変色歯となる。さらに、暖色系の変色歯はホワイトニングの効果が出やすく、逆に寒色系の変色歯はホワイトニングの効果が出にくいといわれている（表1）。2000 年に改訂された Feinman の新しい分類（表2）[1]でも、寒色（グレー）系より暖色（イエロー）系のホワイトニングは容易であり、予後は良好とされている。

表1　変色歯の色調と効果

	変色の原因物質の分子量	ホワイトニング効果
寒色系（黒、グレー、青）	小さい	出にくい
暖色系（赤、オレンジ、黄）	大きい	出やすい

表2　Feinman によるテトラサイクリン変色歯の分類（2000 年改訂）

Ⅰ度	ライトイエロー	ホワイトニングは容易であり、予後良好
Ⅱ度	ライトグレー	ホワイトニングは可能であり、予後はやや良好
Ⅲ度	ダークイエロー	ホワイトニングは困難であり、予後不良
Ⅳ度	色に関係なくかなり濃いカラー	ホワイトニングは極めて困難であり、ベニアの適応

JUMP UP! ③「ホワイトニング剤の作用機序」（P.078）で述べるように、ホワイトニング剤の作用機序の1つに、原因物質の分子を細かく切り、バラバラにすることで変色を目立ちにくくすることがある。人のダイエットに例えると、脂肪量が多い（変色原因物質の分子量が大きい）太った人（暖色系の変色歯）は少し痩せる（色が変わる）だけでもダイエット（ホワイトニング）効果が目立つが、脂肪量が少ない（変色原因物質の分子量が小さい）痩せている人（寒色系の変色歯）は少し痩せても（色が変わっても）ダイエット（ホワイトニング）効果が目立たないということになる（図1）。

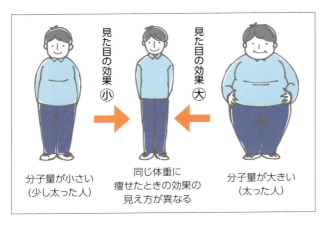

図1 ホワイトニングの効果の違い

3）患者の年齢を見極める

　図2に変色歯幼若エナメル質のフーリエ変換赤外分光光度計（Fourier transform infrared spectrometer: 以下FTIR）分析の結果を、図3に変色歯成熟エナメル質のFTIR分析の結果を示す。変色歯幼若エナメル質の成分には無機質はもちろんのこと有機質成分も多く含まれている。一方、変色歯成熟エナメル質は石灰化度が高くなっているため、検出される有機質成分は減少している。これらの歯をハイライト（松風）にてオフィスホワイトニングしたところ、変色歯幼若エナメル質のほうが変色歯成熟エナメル質よりもホワイトニングの効果が高かった[2]。

　JUMP UP! ③「ホワイトニング剤の作用機序」（P.078）で述べているように、変色原因物質は歯質中の無機質と有機質に結合している。したがって、変色歯幼若エナメル質のほうが変色歯成熟エナメル質よりも変色物質との結合部位が多いことになる。いいかえれば、変色歯幼若エナメル質のほうが変色歯成熟エナメル質よりもホワイトニング剤による変化量が多いため、ホワイトニング効果が高いということである。

　丸山ら[3]の研究も、筆者らの研究と同様にヒト新鮮抜去歯にオフィスホワイトニング剤（ハイライト：松風）、ホームホワイトニング剤（NITEホワイト・エクセル：デンツプライシロナ〈フィリップス〉）を用いたホワイトニングの色調変化について、いずれの漂白法も有効であったが、高齢者（60歳以上）群と比較して若年者（20、30歳代）群で明度変化量が大きかったと報告している。

| JUMP UP! ❺ エナメル質の厚みとマスキング効果 ▶ P.084 | JUMP UP! ❻ 患者とのトラブルを回避する治療承諾書 ▶ P.086 |

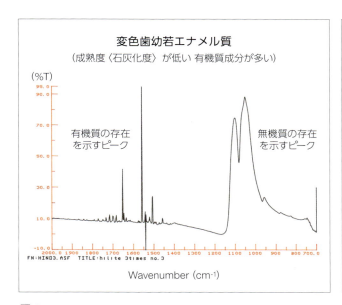

図2
変色歯幼若エナメル質のFTIR分析の結果

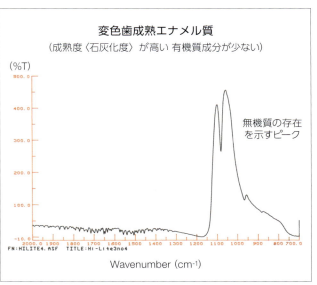

図3
変色歯成熟エナメル質のFTIR分析の結果

エピソード症例

Dr/DHサブカルテ①より
歯周基本治療後の再評価の結果が良好だったため、メインテナンスへ移行する話をした。そのなかで、ホワイトニングの相談があった。次回、Drによるホワイトニング診査とする。

図4にホワイトニングを希望した36歳・女性の口腔内写真を示す（Dr/DHサブカルテ①）。診査の結果、ホワイトニング後、色調が気になるCR（コンポジットレジン）修復部分を再修復することとした。本患者は、歯冠中央部から切端部にかけての軽度なバンディングを伴う暖色系の変色歯であるため、比較的簡単な症例と思われる（Feinmanらによるテトラサイクリン変色歯の分類F3、福島のテトラサイクリン変色歯分類Ⅰ型、図5）。ただし、バンディングが存在するため、ホワイトニング期間が長くなる可能性を本人に伝え、承諾を得た。

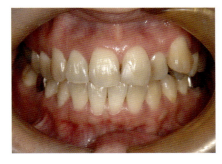

図4
ホワイトニングを希望した36歳・女性の口腔内写真

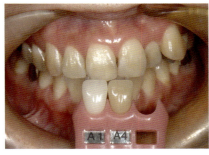

図5
診査の結果、ホワイトニング後、色調が気になるCR修復部分を再修復することとした。歯冠中央部に軽度なバンディングを伴う暖色系の変色歯であるため、簡単な症例と思われる

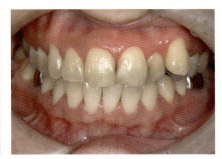

| JUMP UP! ❽ マウストレーの形態あれこれ ▶ P.138 |

患者は好きなタイミングでホワイトニングやタッチアップができるよう、ホームホワイトニングを選択した（図6）。図7にホームホワイトニング1週間後の同部位を示す。簡単な症例であったのにもかかわらず、ホワイトニングの効果が十分に出ていなかった。そこで、その原因を探るためトレーの変形をチェックしたり、装着期間や時間の確認を行ったりしたが、問題は見当たらなかった（装着期間：毎日、装着時間6時間程度）。

診査の結果、マウストレーに塗布する薬剤が不足していることがわかった（図8）。そこで、ホワイトニングジェルの塗布を再指導してホームホワイトニングの継続を指示した（図9、Dr/DH サブカルテ②）。図10にホワイトニング開始から2週間後の同部位を示す（装着期間：3～4回／週、装着時間6時間程度）。今度は予想通り白くなったのでタッチアップに移行した。なお、CR 修復部分の色調は気にならないとのことで、再修復は行わなかった（Dr/DH サブカルテ③）。

> 簡単な症例でも、見極めをしてホワイトニング期間などが長くなるなどの要素がある場合は、きちんと患者さんに説明を行いましょう。

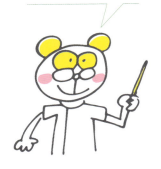

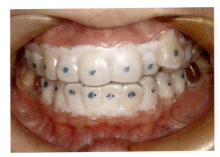

図6
患者は好きなタイミングでホワイトニングやタッチアップができるよう、ホームホワイトニングを選択した

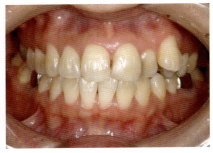

図7
ホワイトニング1週間後、簡単な症例であったのにもかかわらず、効果が十分に出ていなかった

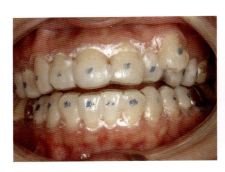

図8
診査の結果、マウストレーに塗布する薬剤が不足していることがわかった

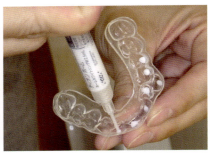

図9
ホワイトニングジェルの塗布を再指導し、ホームホワイトニングの継続を指示した

> **Dr/DH サブカルテ②より**
> 本人は白くなったといっているが、思ったより白くなっていない。トレーからホワイトニングジェルが漏れるような穴や変形はなかった。装着時間も問題なかった。患者さんの「ホワイトニングジェルの価格のもとをできるだけとりたい」という言葉から、もしかしたらジェルの量が少ないのかもと思い、確かめたら大正解！ホワイトニングジェルが歯面全体に広がるのが適量とお話し、実際に目の前でトレー内に塗布するジェルの量を再度確認しました。

> **Dr/DH サブカルテ③より**
> 今回は予想通り白くなった。知覚過敏も認められず、ジェルの使用量も問題なかった。家族には内緒にしていたが、子どもさんは気付いたとのことでした。 1|1 CR は再修復するとよいと思うけれど、本人はあまり気にならないようです。

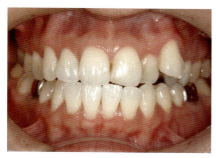
図10
ホワイトニング開始から2週間後の同部位。今度は予想通り白くなったので、タッチアップに移行した

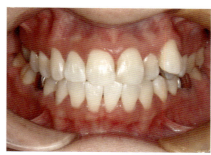
図11
6ヵ月経過後の同部位を示す。タッチアップはときどきしている

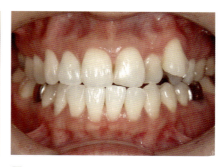
図12
1年経過後も経過は良好である（タッチアップは気になるときにときどきしている）

> **Dr/DH サブカルテ④より**
> 本日、メインテナンスで来院。歯肉の状態も良好で、う蝕も認められなかった。白さもキープできている。タッチアップ用のジェルがなくなったので、本日ジェルを購入したいとのことでした。

　図11に6ヵ月経過後の同部位を示す。タッチアップはときどきしている。1年経過後も経過は良好であり、タッチアップは気になるときにときどきしているとのことであった（図12、Dr/DHサブカルテ④）。

　このようにホワイトニングの簡単な症例を見極めることができると、術前診査で患者により具体的なホワイトニングの提案ができるのはもちろん、術中に十分なホワイトニング効果が得られない場合に、すぐに他の問題点を探る行動に移りやすい。その結果、安心、確実なホワイトニング治療を成功させることができる。

Wall 03 壁の乗り越え方のまとめ

「簡単な症例の見極めができない」壁の乗り越え方

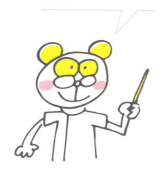

> 変色の分類がきちんとできれば、簡単な症例の見極めが容易になります。

　バンディングが認められない、あるいはバンディングの部分のエナメル質の厚みが厚い（変色の部位を見極める）、また、変色歯の色調が暖色系（赤、オレンジ、黄に近い色）であり（変色の色調を見極める）、さらに年齢が若く、歯の石灰化の程度が低い（患者の年齢を見極める）ほど、ホワイトニングの簡単な症例ということができる。

参考文献
1) ホワイトニングコーディネーター委員会（編）：コーディネーターのためのホワイトニングマニュアル ―すべての人に白い歯を―. 財団法人口腔保健協会, 東京, 2008.
2) A.SUZAKI, T.KAWAI, M.KANEDA, H.KATADA, A.SENDA : Morphological Changes of Enamel Surface after Bleaching. AAAD SEOUL 2002 Program, 47, 2002.
3) 丸山敬正, 韓 臨麟, 興地隆史, 岩久正明：生活歯の漂白に関する研究 ―エナメル質の微細構造と耐酸性の変化およびフッ化物塗布の影響―. 日歯保誌 50(2): 256-265, 2007.

ホワイトニングの壁

難しい症例に取り組む
自信がない

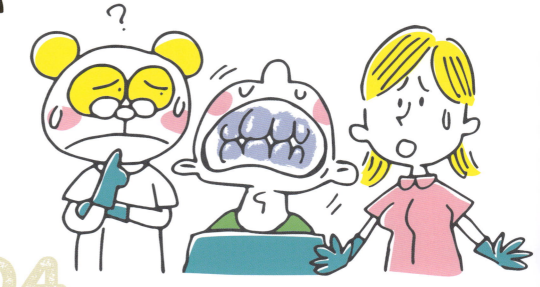

壁の乗り越え方
▼

患者にホワイトニングの限界を伝えたうえでオフィスホワイトニングとホームホワイトニングのデュアルホワイトニングを行う

　難しい症例は、限界はあるもののオフィスホワイトニングとホームホワイトニングを組み合わせることで対応可能となる。その治療の実際について、エピソード症例をまじえながら紹介する。
　難症例ほど患者の心理的な面への影響が大きいこともあるので、そのあたりにも注目してほしい。

| 押さえておきたい POINT！ | JUMP UP！❻ 患者とのトラブルを回避する治療承諾書 ▶ P. 086 | JUMP UP！❼ 歯の変色 ▶ P. 088 |

ホワイトニングに限界はある。それを患者に伝えても「現状より少しでも白くなるのなら」とホワイトニングを希望する患者もいる。すなわち美意識は個人によって異なる。重度な変色歯をホワイトニングする場合、まずオフィスホワイトニングを行い、続けてホームホワイトニングを行うことで、ある程度色調を改善できる。

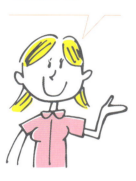

ホワイトニングへの興味は、歯科衛生士に相談されることが多いので、話しやすい雰囲気作りも大切です。

エピソード症例 ― 重度の変色 ―

図1に歯周基本治療開始時の23歳・女性の口腔内写真を示す（重度の変色歯である）。歯周基本治療後、定期的なメインテナンスに移行した（図2）。患者は定期的なメインテナンスのなかでホワイトニングに興味があることを担当歯科衛生士に伝えた（図3、Dr/DHサブカルテ①）。診査の結果、変色歯の程度はFeinmanらによるテトラサイクリン変色歯の分類F4、変色歯の部位は福島のテトラサイクリン変色歯の分類Ⅱ型であった（図4）。客観的な診査法では測定不能であった（図5）。治療計画はオフィスホワイトニング後にホームホワイトニングに移行し、タッチアップはホームホワイトニングにて行うこととした。

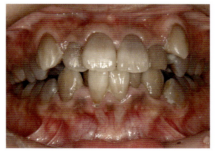

図1
23歳・女性。歯周基本治療開始時の口腔内写真

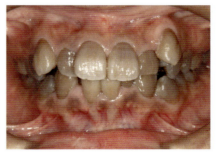

図2
歯周基本治療後、定期的なメインテナンスに移行した

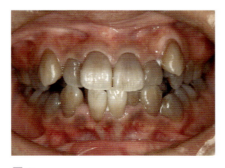

図3
患者は定期的なメインテナンスのなかで、ホワイトニングに興味があることを担当歯科衛生士に伝えた

Dr/DHサブカルテ①より
患者さんは変色歯を気にしていたが、なかなか相談できなかったとのこと。メインテナンスのなかで、家族のことや仕事のことを少しずつ話していくうちに、変色歯のことを思い切って相談してみようと思ったそうです。

Wall 04

| JUMP UP! ❹ ホワイトニングの術前診査 ▶ P.080 | JUMP UP! ❾ ホワイトニングの分類 ▶ P.144 | JUMP UP! ⓫ 光触媒と照射器の使いこなし ▶ P.148 |

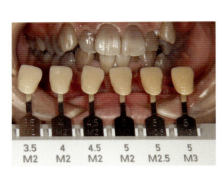

図4
変色歯の程度はFeinmanらによるテトラサイクリン変色歯の分類F4、変色歯の部位は福島のテトラサイクリン変色歯の分類Ⅱ型であった

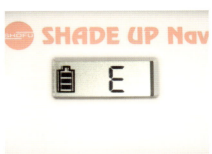

図5
客観的な診査法では測定不能であった

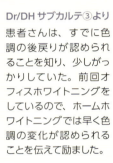

> Dr/DH サブカルテ②より
> 予想通りエナメル質の厚い部分から白くなった。このまま続けてホームホワイトニングを行っていけば、もう少し白くなると思う。

> Dr/DH サブカルテ③より
> 患者さんは、すでに色調の後戻りが認められることを知り、少しがっかりしていた。前回オフィスホワイトニングをしているので、ホームホワイトニングでは早く色調の変化が認められることを伝えて励ました。

　はじめに、オフィスホワイトニング（ティオン オフィス：ジーシー）を通法にしたがい行った（図6）。図7にホワイトニング直後の同部位を示す。変色の改善は十分ではない。図8に2週間後の同部位を示す（Dr/DH サブカルテ②）。経過良好なため治療計画通り、ホームホワイトニングのマウストレーの印象を採得した。図9にホームホワイトニング開始時の同部位を示す。来院は患者の仕事の都合でオフィスホワイトニングから1ヵ月後となった。すでに色調の後戻りが認められる。再度ホームホワイトニングの必要性を患者に伝え、ホームホワイトニングを開始した（ティオン ホーム：ジーシー、図10、Dr/DH サブカルテ③）。ホームホワイトニング開始1週間後の同部位を図11に示す。患者は2日に1回（約6時間）のペースで行っていた。すでにオフィスホワイトニングを終えているので、色調の改善が早く認められた。図12にホームホワイトニング開始2週間後の同部位を示す。筆者は、重度の寒色系の変色歯の場合、暖色系の色調に変化した時点がタッチアップへの移行のタイミングと考えているため、タッチアップへ移行した。

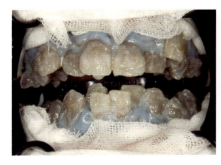
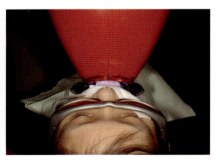

図6
オフィスホワイトニング（ティオン オフィス：ジーシー）を通法にしたがい行った

| JUMP UP！❺ エナメル質の厚みとマスキング効果 ▶ P. 084 | JUMP UP！❿ タッチアップをどのように捉えるか ▶ P. 146 |

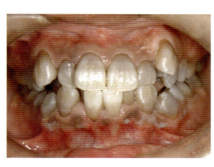

図 7
オフィスホワイトニング直後の同部位

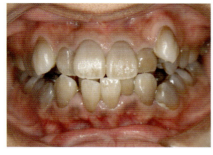

図 9
ホームホワイトニング開始時の同部位。来院は患者の仕事の都合でオフィスホワイトニングから1ヵ月後となった。すでに色調の後戻りが認められる

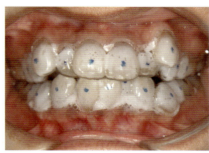

図 10
再度ホームホワイトニングの必要性を患者に伝え、ホームホワイトニングを開始した

図 8
2週間後の同部位。経過良好なため治療計画通り、ホームホワイトニングのマウストレーの印象を採得した

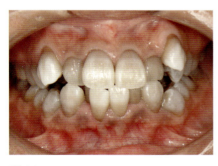

図 11
ホームホワイトニング開始1週間後の同部位。すでにオフィスホワイトニングを終えているので、色調の改善が早く認められた

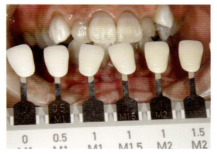

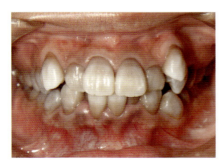

図 12
ホームホワイトニング開始2週間後の同部位。筆者は重度の寒色系の変色歯の場合、暖色系の色調に変化した時点がタッチアップへの移行のタイミングと考えているためタッチアップへ移行した

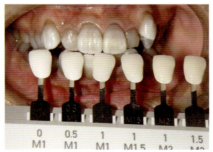

| JUMP UP! ⑩ タッチアップをどのように捉えるか ▶ P.146 |

　図13に6ヵ月経過後の同部位を示す。タッチアップはときどきしているとのことであった。図14に1年経過後の同部位を示す。患者はメインテナンスに定期的に来院している。図15に1年6ヵ月後、図16に2年後の同部位を示す。タッチアップは気になったときにしているとのことであった。患者によるとホワイトニングをきっかけに自分に自信が持てるようになり、自立した女性として人生の大きな決断をしたとのことであった（Dr/DHサブカルテ④）。

　このようなホワイトニングの難症例は色調の改善に限界はあるものの、患者本人とっては実際の色調変化よりも大きな心理的変化がもたらされることを筆者は多くの患者から学んだ。

> Dr/DH サブカルテ④より
> 初診のときはほとんど笑顔がみられなかったが、いまはとても明るく、仕事と子育てに充実しているという印象を受ける。メインテナンスをしているこちらが、患者さんから元気をもらう。

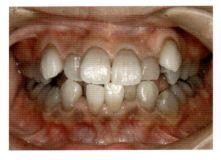
図13
6ヵ月経過後の同部位。タッチアップはときどきしているとのことであった

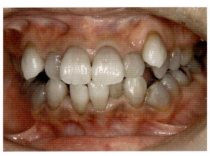
図14
1年経過後の同部位を示す。患者はメインテナンスに定期的に来院している

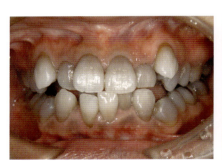
図15
1年6ヵ月後の同部位。タッチアップは気になったときにしている

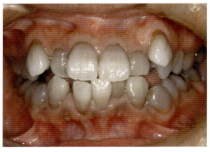
図16
2年後の同部位。タッチアップは気になったときにしている

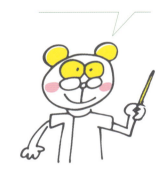

医療従事者側が思っているより患者さんの心理的変化は大きいこともあります。想いに寄り添える歯科医師や歯科衛生士になりましょう。

患者さんの都合でホームホワイトニングが困難なこともあります。生活背景をしっかり知ることも大切です。

 エピソード症例 ― 長時間のホームホワイトニングが不可能な症例 ―

　図17に総合病院の口腔外科より紹介（図18）された、ホワイトニング希望の58歳・男性の口腔内写真を示す。診査の結果、口腔外科医の指摘通り、年齢、変色の程度を考慮すると1日約6時間、2週間程度のホームホワイトニングが必

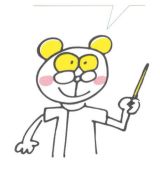

| JUMP UP!❹ ホワイトニングの術前診査 ▶ P.080 | JUMP UP!❼ 歯の変色 ▶ P.088 | JUMP UP!❾ ホワイトニングの分類 ▶ P.144 |

> **Dr/DH サブカルテ⑤より**
> 初診時の問診で患者さんから「どうしても歯を白くしたい」という熱い気持ちが伝わってきた。患者さんのためにも歯を白くしてあげたいな。

要となる（図19）。しかし、患者は紹介当時の仕事の内容からも日中の長時間のホームホワイトニングは不可能であり、夜間も睡眠時無呼吸用マウスピース（Oral Appliance：OA）装着のため、マウストレーの装着は不可能である。このような背景から本症例はホワイトニング難症例ということができる。そこでオフィスホワイトニング後、1日2時間程度、睡眠時間以外で時間のあるときにホームホワイトニングを行う治療計画とした。タッチアップもホームホワイトニングにて行うこととした（Dr/DH サブカルテ⑤）。

診断名：歯の変色

いつも大変お世話になっております。当院で閉塞性睡眠時無呼吸（Obstructive Sleep Apnea：OSA）のため、OAを装着し経過観察しております。
腹話術をされており、人前に出る機会が多いため、歯の漂白希望です。夜間はOA装着のため、ホームホワイトニングは困難と思われますが、御高診の程、宜しくお願い申し上げます。

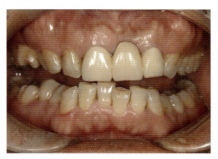

図17
総合病院の口腔外科より紹介されたホワイトニング希望の58歳・男性の口腔内写真

図18
医師からの紹介状の内容（一部改変）

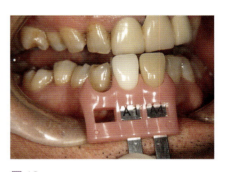

図19
年齢、変色の程度を考慮すると1日約6時間、2週間程度のホームホワイトニングが必要となるが、患者は長時間のホームホワイトニングは不可能であった

歯肉に炎症が認められたためホワイトニングの前に歯周基本治療を開始した（図20）。図21に再評価時の同部位を示す。歯肉の炎症も改善したため、ホワイトニングを開始することとした（Dr/DH サブカルテ⑥）。

> **Dr/DH サブカルテ⑥より**
> 白い歯を手に入れたいという高いモチベーションがあるためか、歯周基本治療に対して患者さんの積極性は素晴らしく、治療は非常にスムーズに進んだ。

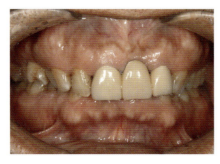
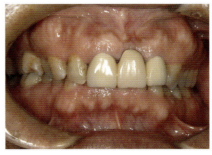

図20
歯肉に炎症が認められたため、ホワイトニングの前に歯周基本治療を開始した

図21
再評価時の同部位。歯肉の炎症も改善したため、ホワイトニングを開始することとした

図22にオフィスホワイトニング開始時の同部位を示す。図23のように補綴物以外の部位に対してオフィスホワイトニングを行った。図24にオフィスホワイトニング直後の同部位を示す。効果はまだ十分に得られていない。事前に作製しておいたマウストレーを装着し、同日からホームホワイトニングを開始した（図25、Dr/DHサブカルテ⑦）。図26にホームホワイトニング開始2週間後の同部位を示す。夜勤など不規則な勤務形態のためマウストレーの装着は、2～3日に1回（約2時間）であった。まだ効果が不十分なためホームホワイトニングの継続を指示した。さらに同じペースでホームホワイトニングを継続し、1週間経過後の同部位を図27に示す。患者の満足度が得られたため、タッチアップに移行した。知覚過敏は認められなかったが、再石灰化を促進し、タッチアップまでの期間を長くするためにマウストレーにCPP-ACPを含有したペースト（MIペースト：ジーシー）を塗布し、パッキングした（図28）。なお患者は、前歯補綴物の再製作を希望しなかった。今後はメインテナンスのなかでPMTCとフッ化物塗布を行い、できるだけ色調の後戻りを防止しながら経過観察することとした（Dr/DHサブカルテ⑧）。

> **Dr/DH サブカルテ⑦より**
> 予想通り、すぐには白くならなかった。ホームホワイトニングにより、もう少し白くなることを伝えた。マウストレーにジェルを塗布する練習では不器用ながら、白くなるために一生懸命取り組んでくれた。

> **Dr/DH サブカルテ⑧より**
> 患者さんは白い歯に満足し、新たな人生に自信をもって踏み出せる！と興奮気味だった。白さを維持するために定期的なメインテナンスへの来院の必要性を話したところ、「もちろんです！」との元気な返事がきた。

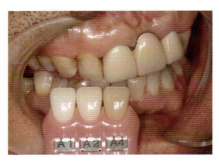

図22
オフィスホワイトニング開始時の同部位

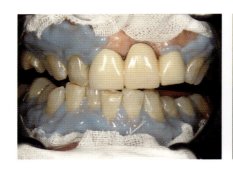

図23
補綴物以外の部位に対してオフィスホワイトニングを行った

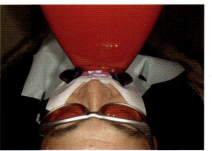

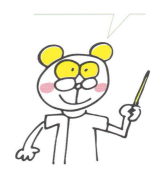

CPP-ACP含有ペーストやフッ化物などを活用すると再石灰化を促進し、色調の後戻りを遅らせることができ、さらに歯質を強化できます。

| JUMP UP! ❶ ホワイトニング・プリベンションの研究 ▶ P.074 | JUMP UP! ❿ タッチアップをどのように捉えるか ▶ P.146 |

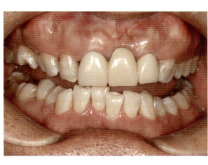
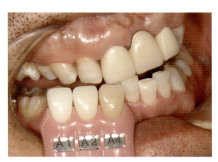
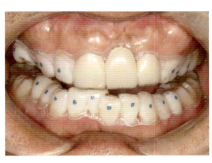

図 24
オフィスホワイトニング直後の同部位。効果はまだ十分に得られていない

図 25
事前に作製しておいたマウストレーを装着し、同日からホームホワイトニングを開始した

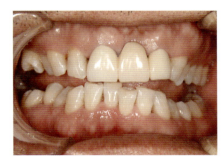
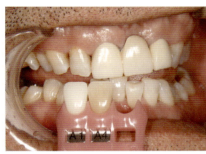

図 26
ホームホワイトニング開始 2 週間後の同部位。夜勤など不規則な勤務形態のためマウストレーの装着は、2〜3日に1回（約2時間）

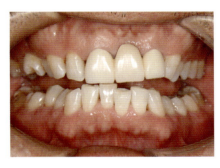
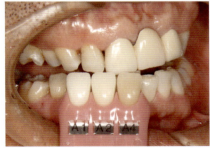
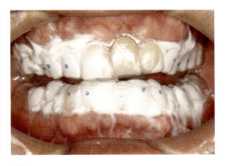

図 27
さらに同じペースでホームホワイトニングを継続し、1 週間経過した同部位。患者の満足が得られたので、タッチアップに移行した

図 28
知覚過敏は認められなかったが、再石灰化を促進し、タッチアップまでの期間を長くするために、マウストレーに CPP-ACP を含有したペーストを塗布し、パッキングした

　図29に6ヵ月経過後の同部位を示す。タッチアップは気になったときに行っている。図30に1年後、図31に2年後の同部位を示す。タッチアップはときどきしており（1回約2時間）、色調も安定している。継続的なプロフェッショナルケアとタッチアップ、さらには良好なセルフケアにより3年経過後もホワイトニングの効果を維持している（図32）。図33に4年経過後の同部位を示す。歯の色調には問題はなかったが、マウストレーには咬合由来（クレンチング）と考えられる穴があいていた（図34）。顎関節に異常が認められなかったため、臼歯部

| JUMP UP! ⑧ マウストレーの形態あれこれ ▶ P.138 |

のみマウストレーを厚くし（JUMP UP! ⑧「マウストレーの形態あれこれ」〈P.138〉参照）、トレーの強度を向上させ、さらにマウストレー装着時の咬合高径を高くして、マウストレーへのクレンチング時の負担を軽減させた（図35）。5年経過後も歯の色調はもちろんのこと、顎関節、マウストレーに異常は認められない（図36）。図37に6年経過後の同部位を示す。経過は良好であり、現在も就寝時にはOAを装着しているため、タッチアップは気になったときに1回2時間程度行っているとのことであった。またマウストレーの適合も問題なかった（図38）。さらにトレーの破損も認められない（図39：上顎は6年間一度も再製していない）。

本患者は年齢（エナメル質の石灰化の程度）やその変色の程度、さらには生活

> マウストレーの破損はホワイトニング効果に影響をおよぼすのでチェックしておきましょう。

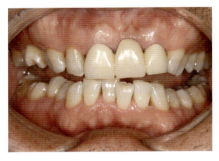

図29
6ヵ月経過後の同部位。タッチアップ（1回約2時間）は気になったときに行っている

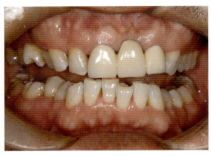

図30
1年後の同部位。経過は良好である

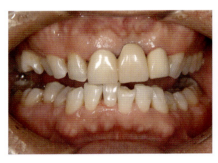

図31
2年後の同部位。タッチアップはときどきしており（1回約2時間）、色調も安定している

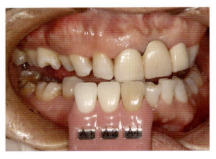

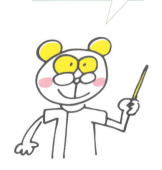

図32
継続的なプロフェッショナルケアとタッチアップ、さらには良好なセルフケアにより3年経過後もホワイトニングの効果を維持している

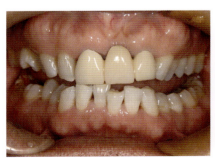

図33
4年経過後の同部位。歯の色調には問題はなかった

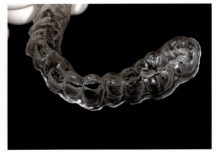

図34
マウストレーには咬合由来（クレンチング）と考えられる穴があいていた

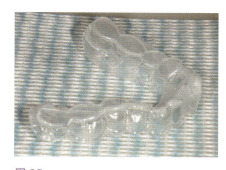 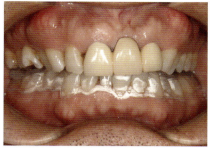 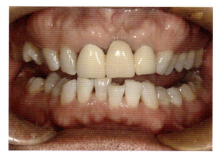

図 35
顎関節に異常が認められなかったため、臼歯部のみマウストレーを厚くし、トレーの強度を向上させ、さらにマウストレー装着時の咬合高径を高くして、マウストレーへのクレンチング時の負担を軽減させた

図 36
5年経過後も歯の色調はもちろんのこと、顎関節、マウストレーに異常は認められない

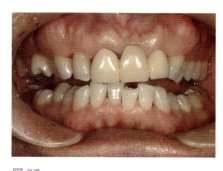 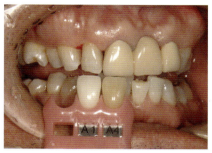 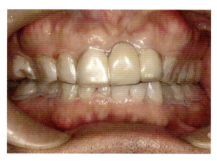

図 37
6年経過後の同部位。経過は良好であり、現在も就寝時にはOAを装着しているため、タッチアップは気になったときに1回2時間程度行っている

図 38
マウストレーの適合に問題は認められなかった

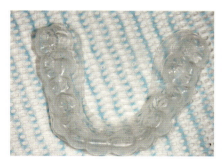 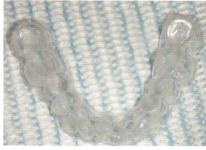

図 39
トレーの破損も認められない（上顎は6年間一度も再製していない）

　背景から、ホワイトニングの難症例であった。しかしながら、デュアルホワイトニングを用いることにより、ホームホワイトニングの作用時間を短縮しつつホワイトニング効果を得ることができた。本患者はホワイトニングをきっかけに退職し、現在は夢であった腹話術師として活躍している。「白い歯」が自信となり、人前に立つのが楽しくなったとのことである。

Wall 04 壁の乗り越え方のまとめ

「難しい症例に取り組む自信がない」壁の乗り越え方

　オフィスホワイトニングとホームホワイトニングのデュアルホワイトニングを行う。これにより2つのホワイトニングの相乗効果で、重度な変色にも対応できる。ただし、その色調改善には限界があるため、術前に患者にしっかりと説明し、同意を得る必要がある。

　また、重度な寒色系の変色歯の場合、ホワイトニングにより暖色系の色調に変化したところを効果の限界とし、タッチアップに移行する。

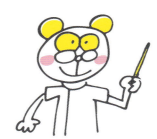

色調改善の限界を理解しつつ、患者さんの心理面を配慮することが大切です。

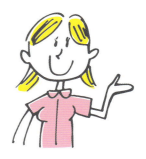

ホワイトニングの壁

ホームホワイトニングジェルの濃度の使い分けができない

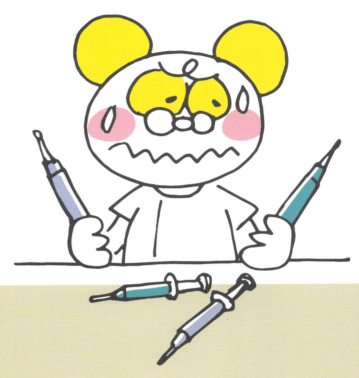

Wall 05

壁の乗り越え方
▼

ジェルの濃度による効果の差について知る

　ホームホワイトニング剤の過酸化尿素の濃度は10〜35％であるが、日本の厚生労働省の認可が得られているホームホワイトニング剤の濃度は10％となっている。これらの濃度の差について症例をまじえながら紹介する。

| JUMP UP! ❹ ホワイトニングの術前診査 ▶ P.080 | JUMP UP! ❼ 歯の変色 ▶ P.088 | JUMP UP! ❾ ホワイトニングの分類 ▶ P.144 | JUMP UP! ⓭ ケミカルバーニングへの対応 ▶ P.152 |

押さえておきたい
POINT！

1）ホームホワイトニング剤の濃度と効果の関係は？

　筆者はホームホワイトニングには10％の過酸化尿素のホームホワイトニング剤を用いている。もちろん海外から高濃度の過酸化尿素のホームホワイトニング剤を手に入れることは可能である。これらの効果はどのように異なるのであろうか。

　図1に示すように10％の過酸化尿素のホームホワイトニング剤は高濃度のものと比較して知覚過敏が出にくい一方、ホワイトニング効果を得るのに時間がかかる。最終的に得られるホワイトニング効果は同じなので、患者のニーズや歯科医院の治療スタイルに応じてホームホワイトニング剤を選択する。

> ホームホワイトニング剤は低濃度でも高濃度でも最終的に得られるホワイトニング効果は同じです。

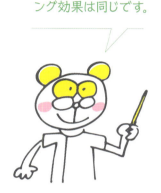

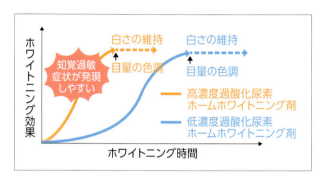

図1
10％の過酸化尿素のホームホワイトニング剤は高濃度のものと比較して知覚過敏が出にくい一方、ホワイトニング効果を得るのに時間がかかる

エピソード症例
― ホームホワイトニング後の知覚過敏症状がひどくホワイトニングを継続できない ―

Dr/DH サブカルテ①より
患者さんは仕事柄、歯を白くして印象をよくしたいと切望していた。「白くできないなら仕方ないけれど、少しでも白くなれたらいいのに」とあきらめ半分にいっていた。

　図2に他医院でホームホワイトニングをしたもののホワイトニング後の知覚過敏症状が顕著となり、担当医にホワイトニングが不可能とされた40歳・女性の口腔内写真を示す（Dr/DH サブカルテ①）。診査の結果、日常生活での知覚過敏の症状、う蝕や歯根露出は認められず、ホワイトニングを行うことができれば色調の改善が認められると判断した（図3）。そこで使用していたホームホワイトニングジェルの濃度を確認したところ、過酸化尿素の濃度が22％であった（図4）。さらに使用していたマウストレーを確認したが、適合には問題なかった（図5）。

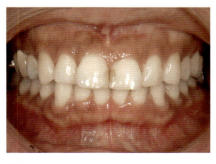

図2
他医院でホームホワイトニングをしたもののホワイトニング後の知覚過敏症状が顕著となり、担当医にホワイトニングが不可能とされた40歳・女性の口腔内写真

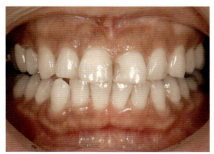

図3
診査の結果、ホワイトニングを行うことができれば色調の改善が認められると判断した

Wall 05　049

| JUMP UP! ❽ マウストレーの形態あれこれ ▶ P.138 |

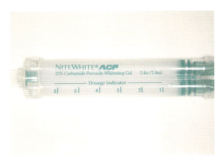

図4
使用していたホームホワイトニングジェルの濃度を確認したところ、過酸化尿素の濃度が22％であった

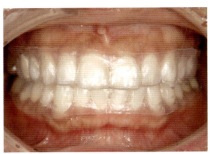

図5
使用していたマウストレーを確認したところ、適合には問題なかった

> Dr/DH サブカルテ②より
> 患者さんは白くしたい気持ちが強いので、無理をしてホワイトニングをしそう。知覚過敏を最小限にとどめてホワイトニング効果を出すために「焦らず、ゆっくりとホワイトニングしましょう!」と強調した。

　これらの診査の結果から、ホームホワイトニングジェルを10％過酸化尿素のものに変更し、ホームホワイトニングを再開することを提案した。その際、ホワイトニング効果が得られる時間が、高濃度のものよりゆっくりであること、10％の低濃度のものでも知覚過敏症状が認められた場合は無理をせず、2～3日に1回のペースにして、焦らずゆっくりとホワイトニングすることを患者に伝えた。さらに最小限の量でホワイトニングジェルが歯面を覆うように患者に指導した（図6、Dr/DH サブカルテ②）。

　図7に10日後の口腔内を示す。患者は1日6時間程度、毎日ホワイトニングしたが、知覚過敏症状は発現しなかった。さらにホワイトニング効果が得られ患者の満足が得られたため、タッチアップに移行した（図8）。

　このようにホームホワイトニング剤の濃度を低濃度にすることによって、知覚過敏症状の発現を抑え、ホワイトニングを継続できる場合もある（Dr/DH サブカルテ③）。

> ジェルの使用量やホワイトニング時間など、適切な指導が大切になります。

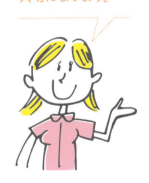

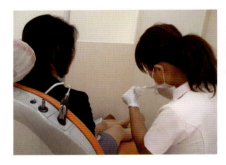

図6
知覚過敏症状が最小限になるようにホームホワイトニングの指導を行った

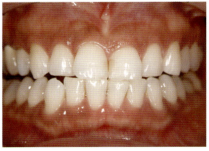

図7
10日後の口腔内。知覚過敏症状は発現しなかった

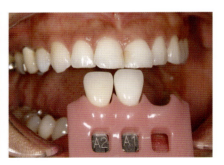

図8
患者の満足が得られたため、タッチアップに移行した

> Dr/DH サブカルテ③より
> 患者さんは知覚過敏症状がなく、ホワイトニングできたことに喜びと驚きを隠せないようだった。「なぜ? どうして?」を連発していた。

> JUMP UP!❼
> 歯の変色　▶ P.088

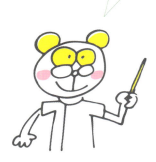

患者さんに合わせた方法の提案を心がけましょう。

Dr/DH サブカルテ④より
患者さんは奥さんの強い勧めでホワイトニングを開始することになった。本人の白さに対するモチベーションはあまり高くないので、ホワイトニングを継続できるかが不安です。

エピソード症例
― 低濃度でもホワイトニング効果を高めるホームホワイトニング剤 ―

図9にホワイトニングを希望した67歳・男性の口腔内写真を示す。診査の結果、変色歯の程度は中等度であるが、年齢が高齢であることを考慮して、ホームホワイトニングにより時間をかけて（1日6時間程度、期間は3～4週間程度）漂白する方法を提案した（図10、Dr/DH サブカルテ④）。

今回は従来の10％過酸化尿素のホームホワイトニング剤と同じ過酸化尿素濃度でありながら、早くホワイトニング効果が得られるティオン ホーム プラチナ（図11、ジーシー）を用いることとした。

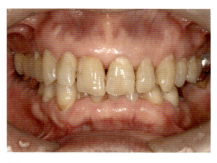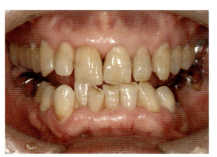

図9
ホワイトニングを希望した67歳・男性の口腔内写真

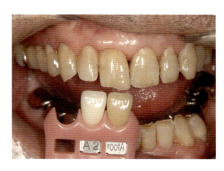

図10
診査の結果、ホームホワイトニングにより、時間をかけて（1日6時間程度、期間は3～4週間程度）漂白する方法を提案した

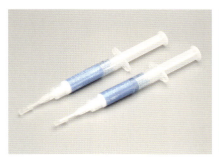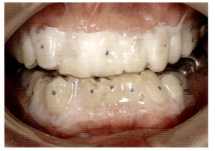

図11
ティオン ホーム プラチナ（ジーシー）を用いてホームホワイトニングを行った

Wall 05　051

> **ワンポイントメモ**

ティオン ホーム プラチナの主成分が従来製品と同様の10％過酸化尿素であるにもかかわらず、早くホワイトニング効果が得られる理由

図12に（株）ジーシーのデータを示す。ティオン ホーム プラチナ（10％過酸化尿素）、ティオン ホーム（10％過酸化尿素）、ティオン ホーム（実験的に15％過酸化尿素を作製：未発売）、15％過酸化尿素濃度の海外製品のホームホワイトニング剤を用いて褐色卵殻の表面に対するホワイトニング効果を検討したところ、ティオン ホーム プラチナは15％過酸化尿素濃度のホームホワイトニング剤（海外製品）と同程度の漂白効果を得られることが示唆された。

図13に（株）ジーシーのデータを示す。牛歯を用いてティオン ホーム プラチナ、ティオン ホームの漂白効果を検討したところ、ティオン ホーム プラチナの漂白効果が高いことが示唆された。

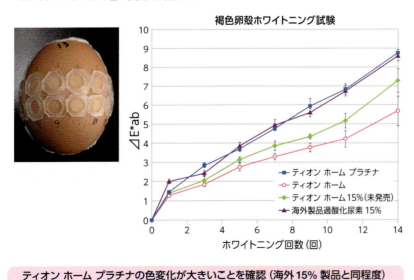

図12
ティオン ホーム プラチナは15％過酸化尿素濃度のホームホワイトニング剤（海外製品）と同程度の漂白効果を得られることが示唆された（ジーシーのデータを一部改変）

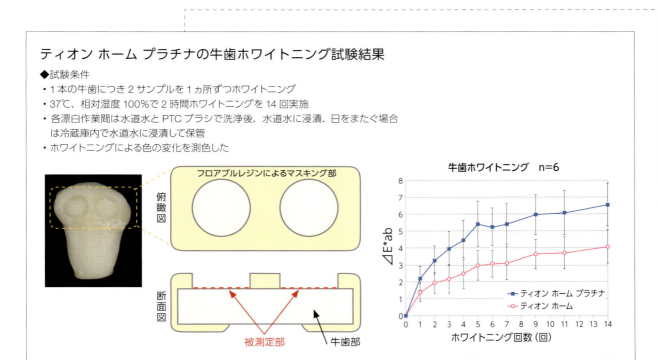

図13
ティオン ホーム プラチナの漂白効果が高いことが示唆された（ジーシーのデータを一部改変）

　ティオン ホーム プラチナの漂白効果が早く得られる理由として、まずホワイトニングジェル中の過酸化尿素が歯質に浸透するスピードが速くなったことが挙げられる（図14）[1]。図15に示すように従来のホームホワイトニング剤の基剤中の有効成分を溶かしている溶媒は油であり、歯の表面とジェルの間には、水が介在している。ティオン ホーム プラチナの溶媒を水に近似させることにより、有効成分が歯の表面に移動しやすくした。それによりティオン ホーム プラチナのジェルは水となじみやすく、唾液・歯面に有効成分が移動しやすくなった（図16）。

　2つ目の理由にジェルが水に触れてもジェルが崩壊しにくくなったことが挙げられる（図17）。（株）ジーシーのデータ（図18）によるとティオン ホームを水中に2時間浸漬しておくとジェルがほぼ崩壊したのに対し、ティオン ホーム プラチナは水分を吸って膨潤するもジェルは崩壊しなかった。ジェルの水分への耐久性が高くなったことにより、適合の不良なマウストレーを用いたり、ホワイトニング中にマウストレーが変形したりして、マウストレー中に唾液が混入してもジェルのホワイトニング効果を維持できる。

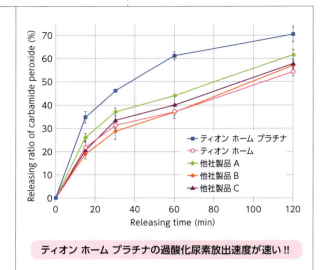

図14
ティオン ホーム プラチナはジェル中の過酸化尿素の歯質への浸透スピードが速くなった（ジーシーのデータを一部改変）

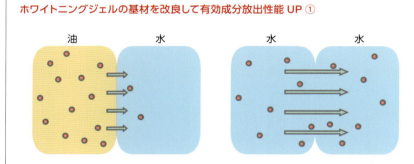

図15
従来のホームホワイトニング剤の基剤中の有効成分を溶かしている溶媒は油であり、歯の表面は水が介在している。ティオン ホーム プラチナの溶媒を水に近似させることにより、有効成分が歯の表面に移動しやすくした（ジーシーのデータを一部改変）

ホワイトニングジェルの基材を改良して有効成分放出性能 UP ②

水となじみにくい既存のホワイトニングジェルは唾液・歯面に有効成分が移動しにくい

ティオン ホーム プラチナの改良したジェルは水となじみやすく唾液・歯面に有効成分が移動しやすい

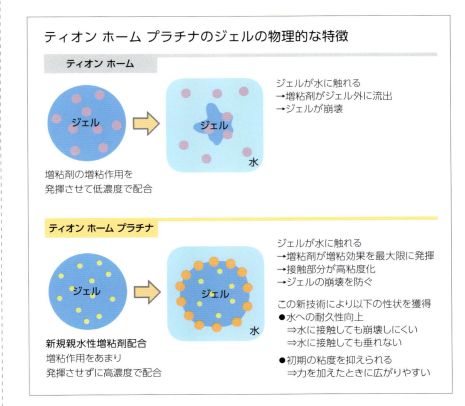

図 16
ティオン ホーム プラチナのジェルは、水となじみやすく、唾液･歯面に有効成分が移動しやすくなった（ジーシーのデータを一部改変）

ティオン ホーム プラチナのジェルの物理的な特徴

ティオン ホーム

増粘剤の増粘作用を
発揮させて低濃度で配合

ジェルが水に触れる
→増粘剤がジェル外に流出
→ジェルが崩壊

ティオン ホーム プラチナ

新規親水性増粘剤配合
増粘作用をあまり
発揮させずに高濃度で配合

ジェルが水に触れる
→増粘剤が増粘効果を最大限に発揮
→接触部分が高粘度化
→ジェルの崩壊を防ぐ

この新技術により以下の性状を獲得
- 水への耐久性向上
  ⇒水に接触しても崩壊しにくい
  ⇒水に接触しても垂れない
- 初期の粘度を抑えられる
  ⇒力を加えたときに広がりやすい

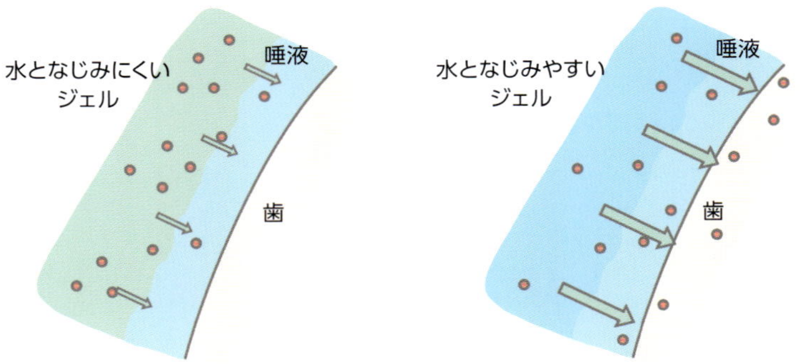

図 17
ジェルが水に触れてもジェルが崩壊しにくくなった（ジーシーのデータを一部改変）

水への耐久性

◆試験方法
孔をあけたアクリル板にジェルを詰め水中に2時間浸漬 ⇒ ジェルの状態を確認

		ティオン ホーム	ティオン ホーム プラチナ
浸漬直後	上面		
	側面		
2時間後	上面		
	側面		

◆結果と考察
ティオン ホーム：
水中に崩壊し残っていない

ティオン ホーム プラチナ：
水を吸って膨潤しジェルとして残っている

> ティオン ホーム プラチナは臨床でも2時間ジェルが歯面に残り有効に働く

図18
ティオン ホームを水中に2時間浸漬しておくとジェルがほぼ崩壊したのに対し、ティオン ホーム プラチナは水分を吸って膨潤するもジェルは崩壊しなかった（ジーシーのデータを一部改変）

　3つ目の理由としてティオン ホーム プラチナはティオンホームと同様に稠度が高いことが挙げられる（シリコーン印象材のレギュラーと同程度）。これによりジェルが歯面に密着して、隅々まで行き渡りやすくなる（図19）。さらにティオン ホーム プラチナのジェルは37℃、相対湿度100％の環境下で垂直にアクリル板状に2時間静置してもほぼ垂れなかった（図20）。この垂れ性が低いというジェルの特徴により、マウストレー外に流出せずトレー内にとどまり漂白効果を発揮する。

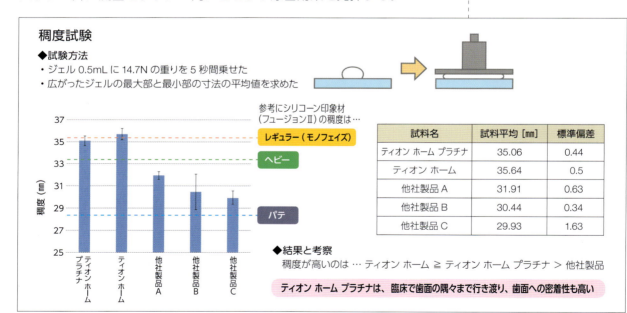

稠度試験

◆試験方法
・ジェル0.5mLに14.7Nの重りを5秒間乗せた
・広がったジェルの最大部と最小部の寸法の平均値を求めた

参考にシリコーン印象材（フュージョンⅡ）の稠度は…
レギュラー（モノフェイズ）
ヘビー
パテ

試料名	試料平均[mm]	標準偏差
ティオン ホーム プラチナ	35.06	0.44
ティオン ホーム	35.64	0.5
他社製品A	31.91	0.63
他社製品B	30.44	0.34
他社製品C	29.93	1.63

◆結果と考察
稠度が高いのは … ティオン ホーム ≧ ティオン ホーム プラチナ ＞ 他社製品

> ティオン ホーム プラチナは、臨床で歯面の隅々まで行き渡り、歯面への密着性も高い

図19
ティオン ホーム プラチナはティオン ホームと同様に稠度が高い（ジーシーのデータを一部改変）

垂れ性試験

◆試験方法
- 内径10mmのガラス管にジェルを0.5mL充填し、アクリル板上に押し出した
- 37℃相対湿度100%の環境下で垂直に立て2時間静置し、初期位置から垂れた距離を測定した

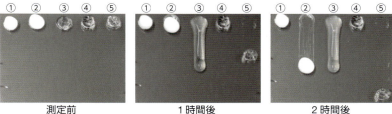

試料名	1時間後の垂れ平均 [mm]	2時間後の垂れ平均 [mm]
①ティオン ホーム プラチナ	0.6	0.8
②ティオン ホーム	8.4	37
③他社製品A	33.4	38
④他社製品B	0.8	1
⑤他社製品C	21.8	44.8

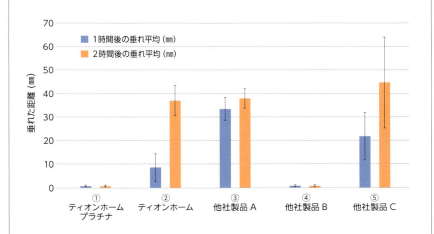

◆結果と考察

ティオン ホーム プラチナと他社製品Bがほぼ垂れなかった
→ 臨床で有利

垂れ方は異なるが、ティオン ホーム、他社製品A、Cは垂れた
→ 臨床で不利

ティオン ホーム プラチナは過酷な臨床環境下でも歯面に付着しホワイトニング効果を保ち続けられる

図20
ティオン ホーム プラチナのジェルは37℃、相対湿度100%の環境下で、垂直にアクリル板上に2時間静置してもほぼ垂れなかった（ジーシーのデータを一部改変）

JUMP UP! ❽ マウストレーの形態 あれこれ ▶ P.138

　図21に1週間経過後の口腔内を示す。ホワイトニング後、少し知覚過敏が認められたため、2日に1回のペースでホワイトニングしたとのことであった。本症例においてこれだけの漂白時間で得られた効果を考慮すると、ティオン ホーム プラチナは従来製品よりホワイトニング効果が早く得られることが示唆される。しかしながら下顎と比較すると（図22）、上顎の漂白効果はやや効果が劣っていた（図23）。この原因として、ホワイトニング中のくいしばりが原因と思われる上顎マウストレーの変形が認められ、ホワイトニングジェルの不足が考えられた（図24）。そこで以前マウストレーを作製した模型を用いて急遽トラディショナルタイプのトレーを作製し、クレンチングでマウストレーが変形してもジェルが流出しにくくした（図25）。ホワイトニング開始から2週間後（1日6時間、2日に1回のペース）、患者の満足が得られたのでタッチアップへの移行を提案し

> **Dr/DH サブカルテ⑤より**
> ホワイトニングをきっかけに患者の白い歯に対する意識が高まっていった。「いまだからいうけれど親戚がセラミックの白い歯にしているので、自分も白い歯にしたかったんだよね」と嬉しそうに話してくれた。

> **Dr/DH サブカルテ⑥より**
> 「時期を見て上の歯の金属も白い歯に変えたい」といっていたので、メインテナンスのなかで相談しましょうとアドバイスした。初診時と比較して患者さんは口腔内に対する関心度がかなり高まったので、継続してメインテナンスに来院するように促した。

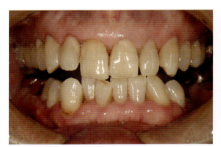

図21
1週間経過後の口腔内

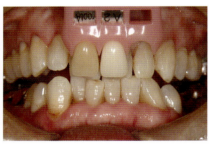

図22
下顎はホワイトニング効果が得られた

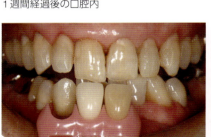

図23
下顎と比較して上顎の漂白効果はやや効果が劣っていた

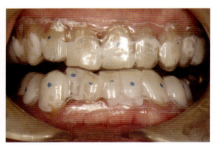

図24
上顎マウストレーの変形が認められ、ホワイトニングジェルの不足が考えられた

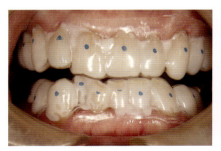

図25
トラディショナルタイプのトレーを作製し、クレンチングでマウストレーが変形してもジェルが流出しにくくした

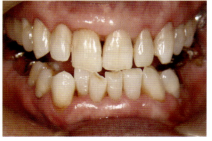

図26
患者の満足が得られたのでタッチアップへの移行を提案したところ、下顎の補綴物を白くしたいとの希望があった

患者さんの経過とともにトレーなどのチェックも欠かさないようにしましょう。

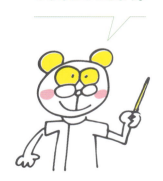

たところ、下顎の補綴物を白くしたいとの希望があった（図26）。補綴治療終了後、タッチアップに移行した（図27、Dr/DH サブカルテ⑤⑥）。図28は、1年後の同部位。タッチアップはときどきしているとのこと。

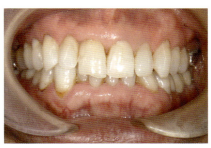
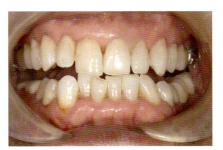

図27
補綴治療終了後、タッチアップに移行した

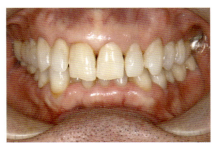
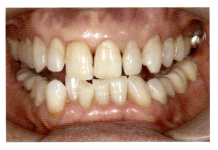

図28
1年後の同部位。タッチアップはときどきしている

Wall 05 壁の乗り越え方のまとめ

「ホームホワイトニングジェルの濃度の使い分けができない」壁の乗り越え方

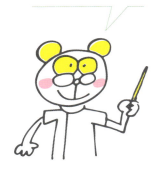

技術の進歩も相まってホワイトニング剤の選択肢は広がっています。

　10％の過酸化尿素のホームホワイトニング剤は、高濃度のものと比較して知覚過敏が出にくい一方、ホワイトニング効果を得るのに時間がかかる。最終的に得られるホワイトニング効果は同じなので、患者のニーズや歯科医院の治療スタイルに応じてホームホワイトニング剤を選択する。

　また、ホワイトニングジェルの改良によって、10％過酸化尿素の濃度はそのままで、漂白効果が早く得られるホームホワイトニング剤が開発され、選択肢がより広がった。

参考文献
1）高橋 慎，熊谷知弘：新規ホームホワイトニング材 HWX-01 の過酸化尿素放出性能の評価．日歯保存歯誌　秋季学術大会（第 147 回）プログラムおよび講演抄録集：212, 2017.

ホワイトニングの壁

失活歯の漂白が
うまくいかない

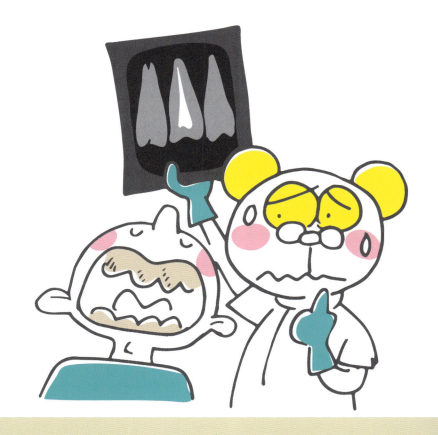

Wall 06

壁の乗り越え方
▼

失活歯の変色の原因を考えて
ホワイトニング法を選択する

　JUMP UP! ⑦「歯の変色」（P.088）で述べるように失活歯の変色は歯の傷害や根管治療後の変色であり、永久歯が萌出してからの変色である。したがって歯の形成時に変色の原因物質が取り込まれる変色歯とは対応法が異なる。
　変色の原因物質としては有機質（タンパク質）が中心で、根管治療時の歯髄や細菌の残留や、根管治療後に行うCR修復不良で接着界面からマイクロリーケージ（微少漏洩）が起こり、唾液や細菌が歯髄腔内に侵入することによるところが多い。
　ここではそれらの対処法についてエピソード症例を中心に紹介する。

| 押さえておきたい POINT！ | → | JUMP UP！❼ 歯の変色 ▶ P.088 | JUMP UP！❾ ホワイトニングの分類 ▶ P.144 |

エピソード症例 ― ウォーキングブリーチングによる対応 ―

図1に|1の変色を主訴に来院した20歳・女性の口腔内写真を示す。同部は数年前に転倒により外傷歯となった。痛みはないものの、歯の変色が気になり来院した。生活反応が認められなかったため、根管治療後、図2のように根管孔部をセメントにて閉鎖した。

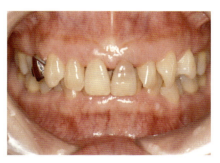

図1
|1の変色を主訴に来院した20歳・女性の口腔内写真

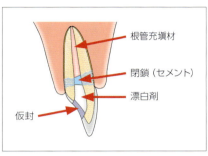

図2
根管充塡材上方の髄室からセメント質やエナメル質の裏打ちのない象牙細管部をセメントにてしっかりと閉鎖する

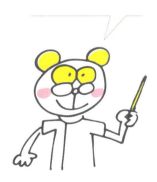

トラブルの少ないホワイトニングを心がけましょう。

ワンポイントメモ

セメント閉鎖のポイント①

漂白剤が象牙細管を通じて歯周組織に漏れることによって外部吸収を起こすことがある。図3に失活歯の漂白後、外部吸収を起こした26歳・女性の口腔内を示す。このような外部吸収を回避するためにも根管充塡材上方の髄室からセメント質やエナメル質の裏打ちのない象牙細管部をセメントにてしっかりと閉鎖する。

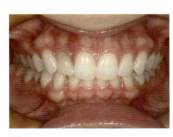 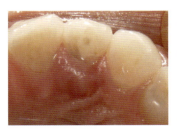 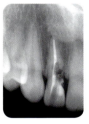

図3
|2部の失活歯を漂白した口腔内

|2部口蓋側に腫脹が認められた

X線診査にて外部吸収が認められた

Wall 06　061

過ホウ酸ナトリウムと35%過酸化水素水（図4）を混和し、歯髄腔内に塡入する。その後、水硬性セメントとグラスアイオノマーセメントで二重仮封する。過ホウ酸ナトリウムは乳鉢ですりつぶし、遮光瓶に保存しておくと使用しやすい（図5）。1週間に一度のペースで髄腔内の漂白剤を入れ替えた。3週間後、漂白効果が得られたので、髄腔内をCR修復した（図6）。本法の利点は、以前は保険治療が認められている点であったが、現在は適応外となったため、自費治療となった。後戻りの際、充塡したCRを除去し、ウォーキングブリーチングによる対応が必要となるため、残存歯質への負担が大きくなることが欠点となる。

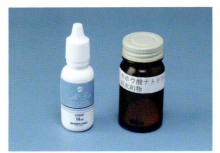

図4
過ホウ酸ナトリウムと35％過酸化水素水。筆者はハイライト（松風）の過酸化水素水を用いている

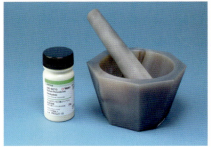

図5
過ホウ酸ナトリウムは乳鉢ですりつぶし、遮光瓶に保存しておくと使用しやすい

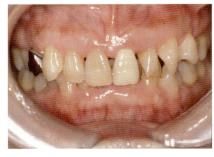

図6
3週間後、漂白効果が得られたので、髄腔内をCR修復した

エピソード症例 ― ホームホワイトニングによる対応 ―

図7に<u>1</u>｜部の変色を主訴に来院した23歳・女性の口腔内を示す。患者は矯正治療中であった。電気歯髄診査の結果、同部は生活反応を示さなかった。図8に同部のX線像を示す。歯髄が失活する原因となるようなう蝕は認められなかった。診査の結果、同部の変色は矯正治療により歯髄が失活し、変色歯となったと判断し（図9）、以下の治療方針を提案した。

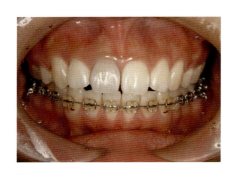

図7
<u>1</u>｜部の変色を主訴に来院した23歳・女性の口腔内

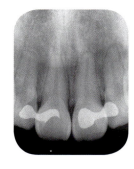

図8
同部のX線像。歯髄が失活する原因となるようなう蝕は認められなかった

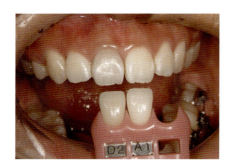

図9
診査の結果、同部の変色は矯正治療により歯髄が失活し、変色歯となったと判断した

> **Dr/DH サブカルテ①より**
> 患者は 1| 部の変色がとても気になるようであった。自身が歯科衛生士であるため、より変色歯が気になるのかもしれない。

❶ 1| 部は腫張や疼痛ならびに根尖病巣が認められないため、矯正治療終了まで経過観察する。
❷ 矯正治療後、1| 部の根管治療を行い、ホームホワイトニングによる漂白を行う。
❸ 漂白後、同部を CR にて修復する。
❹ 変色歯の後戻りの対応はホームホワイトニングによるタッチアップのみとする。

患者は歯科衛生士であり、治療方針をすぐに理解し、同意した（Dr/DH サブカルテ①）。

5ヵ月が経過し、矯正治療が終了して保定中となったため、再度来院した。1| 部はホワイトコート（クラレノリタケデンタル）にて歯面コーティングが施されていた（図10）。さらに本人の意思で、すでにホームホワイトニングを行っていた（図11、Dr/DH サブカルテ②）。

> **Dr/DH サブカルテ②より**
> やはり 1| 部の変色が気になるとのことで、ホワイトコートにて歯面コーティングされていた。さらにホームホワイトニングも自身の判断で行っていた。いまの段階でホワイトニングしても 1| 部の変色は改善されないことを再度伝えた。さらに変色の改善には歯面コーティング材の除去が必要なことも伝えた。

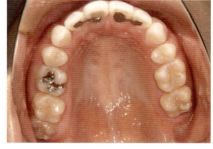
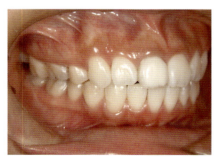
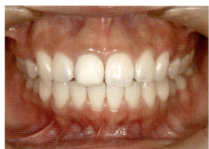
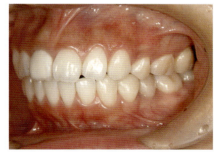
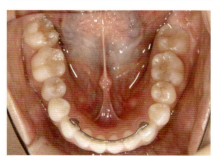

図10
矯正治療が終了し保定中の口腔内。1| 部はホワイトコート（クラレノリタケデンタル）にて歯面コーティングが施されていた

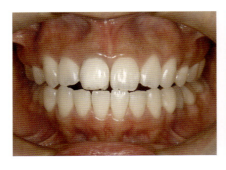
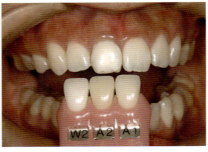

図11
本人の意思で、すでにホームホワイトニングを行っていた

　まず、はじめに1|部の根管治療を行った（図12）。次にセルフアドヒーシブセメント（ユニセム2：3M）を用いて根管孔部を閉鎖した（図13）。

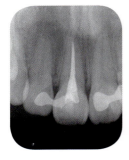
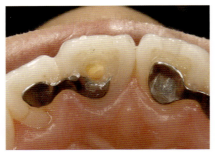

図12
1|部の根管治療を行った

図13
セルフアドヒーシブセメント（ユニセム2：3M）を用いて根管孔部を閉鎖した

ワンポイントメモ

セメント閉鎖のポイント②

　近年は前処理の必要ないセルフアドヒーシブセメントが多く発売されている。なかでもオートミックスタイプの製品はポスト接着のためのチップを装着すれば直接髄腔内にセメントを直接填入できる（図14）。

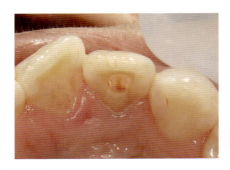
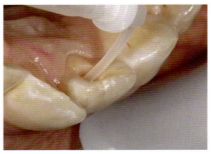

図14
ロングネックラウンドバーにて歯肉縁下2mm程度まで根管充填材を除去する

セルフアドヒーシブセメントを歯肉縁の高さまで直接填入する

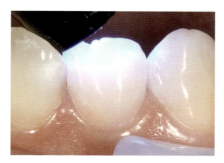
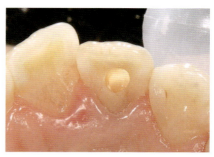

セルフアドヒーシブセメントは、デュアルキュアタイプであるため光照射する

セルフアドヒーシブセメントは高い歯質接着性を持つため、確実な閉鎖が可能となる

　その後 1| 部の歯面コーティング材を除去した（図15）。図16のように髄腔内を開放したまま、ホームホワイトニングを開始した。患者がすでにマウストレーを持参していたので、そのまま利用することとした（図17）。

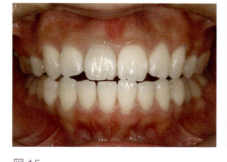
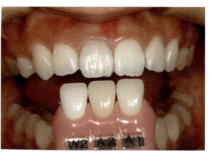

図15
1| 部の歯面コーティング材を除去した

> ホームホワイトニングによる失活歯の漂白は、髄腔内を開放したまま行うのがポイントです。

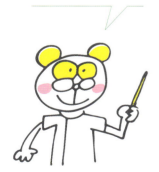
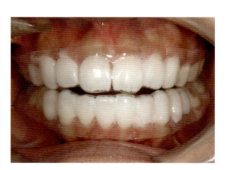

図16
髄腔内を開放したまま、ホームホワイトニングを開始した

図17
患者がすでにマウストレーを持参していたので、そのまま利用することとした

Wall 06　065

> **ワンポイントメモ**
>
> **失活歯の漂白にホームホワイトニングがなぜ有効なのか？**
>
> 　JUMP UP! ③の「ホワイトニング剤の作用機序」（P.078）で解説するように10％過酸化尿素は歯の表面で3.65％の過酸化水素濃度を維持する。同時に尿素も歯の表面に存在することとなる。尿素は有機質（タンパク質）分解作用をもつため、失活歯の変色原因物質を分解する補助的作用を備えている（P.060参照）。
>
> 　具体的にいえばタンパク質同士の分子はCO-NHという構造をたくさん持っており、互いに水素結合することでくっつきあっている。ここに尿素を加えるとタンパク質同士の水素結合の間に割り込んで、その構造を破壊する。

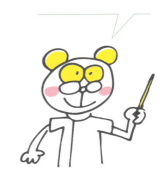

ホームホワイトニングによる漂白のポイントは過酸化水素と尿素です。

　図18にホームホワイトニング開始2週間後の同部位を示す。1|部の変色も改善し、患者の満足を得られた（図19、Dr/DHサブカルテ③）。ホワイトニング直後は接着力が低下するため、歯髄腔内に綿球を挿入し、水硬性セメントで仮封して1～2週間ホワイトニングを中止した。接着力が回復した後CR修復を行う（図20、ホワイトニングとCR修復についてはWall11〈P.118〉にて解説）。

> **Dr/DHサブカルテ③より**
> 1|部の変色が改善され患者さんも満足していた。失活歯にはホームホワイトニングが有効であることを実感した。今後CR修復をし、タッチアップにて経過観察することを伝えた。

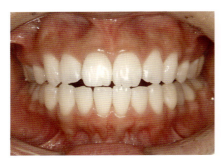

図18
ホームホワイトニング開始2週間後の同部位

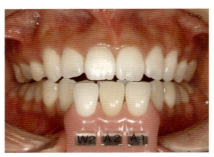

図19
1|部の変色も改善し、患者の満足を得られた

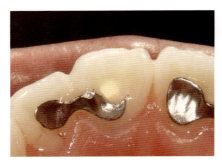

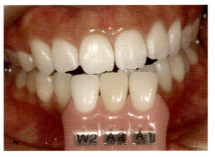

図20
ホワイトニング直後は接着力が低下するため、歯髄腔内に綿球を挿入し、水硬性セメントで仮封して1～2週間ホワイトニングを中止し、接着力の回復を待った

アポイントメントの都合で20日後の来院となったが、漂白効果は維持されていた（図21）。仮封材を除去し、接着面のエナメル質を一層削除した（図22）。続いてマイクロリーケージを防止するため重合収縮に配慮しCR修復を行った（図23）[1]。

6ヵ月後の同部位を図24、1年経過後の同部位を図25に示す。経過は良好である。タッチアップは4ヵ月前に1回行ったのみとのことであった（Dr/DHサブカルテ④）。

> **Dr/DHサブカルテ④より**
> 歯科衛生士であることから、セルフケアが良好であるのも、タッチアップまでの期間が長くなる要因になっているのであろう。経過が良好でよかった。

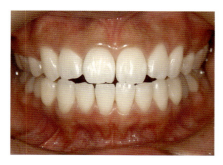

図21
アポイントメントの都合で20日後の来院となったが、漂白効果は維持されていた

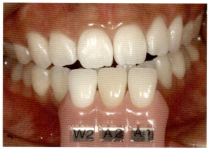

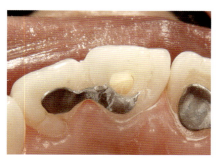

図22
仮封材を除去し、接着面のエナメル質を一層削除した

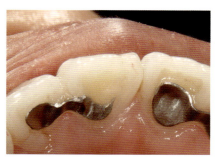

図23
マイクロリーケージを防止するため、重合収縮に配慮しCR修復を行った

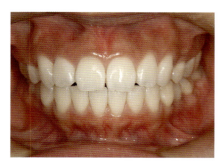

図24
6ヵ月後の同部位。経過は良好である

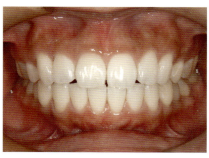

図25
1年経過後の同部位。タッチアップは4ヵ月前に1回行ったとのことであった

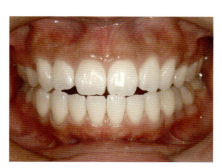

| JUMP UP! ⑨ ホワイトニングの分類 ▶ P.144 | JUMP UP! ⑩ タッチアップをどのように捉えるか ▶ P.146 |

　2年経過後の同部位を図26に示す。1⏌部の変色の後戻りが少し気になるとのことであった。妊娠中のためタッチアップは行っていない。出産および授乳終了後、タッチアップを行うことにより、すぐに漂白効果が得られることを伝え、それまでは経過観察することを伝えた。現状の色調を少しでも維持するため、PMTC（ティースメイトAPペースト：クラレノリタケデンタル）を行い（図27）、続いてパッキング（MIペースト：ジーシー）を行った（図28）。

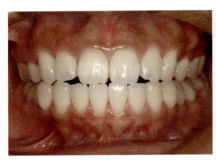

図26
2年経過後の同部位。1⏌部の変色の後戻りが少し気になるとのことであった。妊娠中のためタッチアップは行っていない

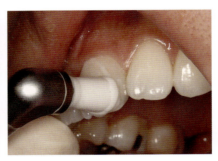

図27
現状の色調を少しでも維持するためPMTC（ティースメイトAPペースト：クラレノリタケデンタル）を行った

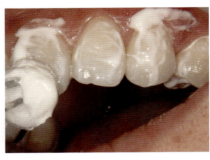

図28
続いてパッキング（MIペースト：ジーシー）を行った

　3年後の同部位を図29に示す。タッチアップはときどき行っているとのことであった。
　このようにホームホワイトニングによる失活歯の漂白は、患者のライフステージに応じて、患者の好きなタイミングでタッチアップを行えるため有効と思われる。

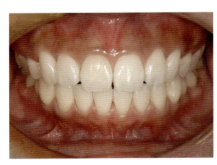

図29
3年後の同部位。タッチアップはときどき行っている

> ホームホワイトニングによる失活歯の漂白は、患者さんの好きなタイミングでタッチアップを行うことができます。

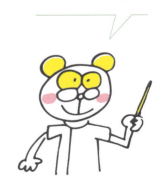

> Dr/DH サブカルテ⑤より
> 本人はできるだけ歯を削らずに審美性（色調）の回復を望んでいる。患者の姉が歯科衛生士であり、当院の受診を勧められたとのこと。

エピソード症例 —デュアルホワイトニング（ホームホワイトニングとオフィスホワイトニング）による対応—

　図30に前歯の変色を気にして来院した28歳・女性の口腔内写真と、図31にパノラマX線写真を示す。患者は前医にて<u>1|1</u>のウォーキングブリーチングを行ったものの、満足できなかったが、担当医より補綴治療を提案されたとのことであった（Dr/DH サブカルテ⑤）。

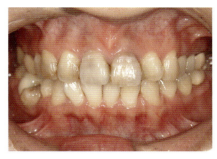

図30　前歯の変色を気にして来院した28歳・女性の口腔内写真

図31　初診時のパノラマX線写真

　診査の結果、バンディングを伴った変色に加え、<u>1|1</u>の根管治療後の変色であると判断した（図32）。治療法として<u>1|1</u>の髄腔を開放したまま、ホームホワイトニングを行い、バンディング部の変色の強い部分は、さらにオフィスホワイトニングを行うことを提案し、患者の同意を得た。
　図33に示すようにマウストレーを作製した後、<u>1|1</u>の髄腔内のCRを除去し、根管孔部をセメントで閉鎖した。上顎のマウストレーの唇側部にホワイトニングジェルを塗布するだけでなく（図34）、マウストレーの<u>1|1</u>部の舌側にもホワイトニングジェルを塗布することを指導した（図35、ハイライトシェードアップ：松風）。さらに髄腔内は歯間ブラシを用いて清掃することも指導した（図36）。

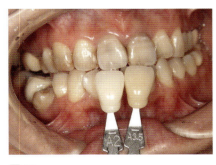

図32　診査の結果、バンディングを伴った変色に加え、<u>1|1</u>の根管治療後の変色であると判断した

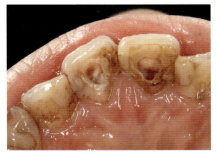

図33　マウストレーを作製した後、<u>1|1</u>の髄腔内のCRを除去し、根管孔部をセメントで閉鎖した

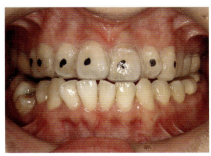

図34　上顎のマウストレーの唇側部にホワイトニングジェルを塗布する

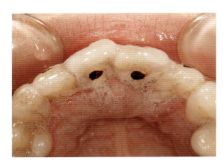

図 35
マウストレーの 1|1 部の舌側にもホワイトニングジェルを塗布する

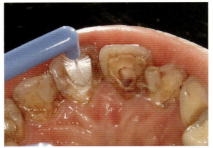

図 36
髄腔内は歯間ブラシを用いて清掃するよう指導した

図37にホームホワイトニング1週間後の同部位を示す。漂白効果の得られにくいバンディング部分のみハイライト（松風）にて選択的にオフィスホワイトニングを行った。その後、ホームホワイトニングの継続を指示した。図38にホームホワイトニング2週間後の同部位を示す。患者の満足が得られたため、図39のように髄腔内に綿球を挿入し、さらに水硬性セメントで仮封をして、1週間に1回のペースでタッチアップを行うように指導した。そして他部位のう蝕治療を開始した。

タッチアップを1ヵ月に1回に延ばしてから4ヵ月経過後（図40）、1|1の髄腔内および近心隣接面部をCRで修復した（図41）。

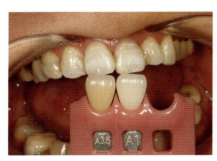

図 37
ホームホワイトニング1週間後の同部位。漂白効果の得られにくいバンディング部分のみ選択的にオフィスホワイトニングを行った

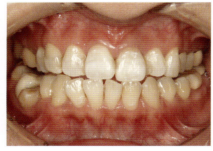

図 38
ホームホワイトニング2週間後の同部位。患者の満足が得られたのでタッチアップに移行した

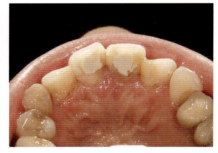

図 39
髄腔内に綿球を挿入して水硬性セメントで仮封し、他部位のう蝕治療中は1週間に1回のペースでタッチアップを行うように指導した

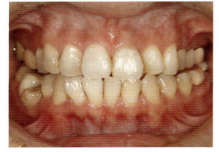

図 40
タッチアップを1ヵ月に1回に延ばしてから4ヵ月経過後

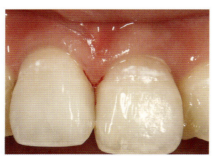

図 41
1|1 の髄腔内および近心隣接面部をCRで修復した

> **Dr/DH サブカルテ⑥より**
> 本人はできるだけ歯を削らずに審美性（色調）を回復できたことをとても喜んでいる。他部位の治療にも積極的で、セルフケアも良好なため、歯肉の状態も良好である。本人の口腔内への意識が高いため、定期的なメインテナンスにも快く同意してくれた。

ホワイトニングを開始して6ヵ月後、すべての治療が終了した（図42）。今後はメインテナンスにて経過を観察することとした。タッチアップは本人が気になるときに行うよう伝えた（Dr/DH サブカルテ⑥）。

図43に1年経過後、図44に2年経過後、図45に3年経過後、図46に4年経過後の同部位を示す。タッチアップはときどき行っているとのこと。患者は定期的なメインテナンスに来院している。

図47に5年経過後の同部位を示す。タッチアップは行っていないとのことであった。図48に6年経過後の同部位を示す。若干の色調の後戻りが認められる。タッチアップを行っていないとのことであったが、このメインテナンス来院時にタッチアップのためのホワイトニングジェルを購入した。

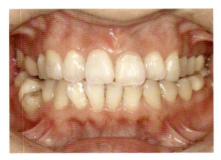

図42
ホワイトニングを開始して6ヵ月後、すべての治療が終了した

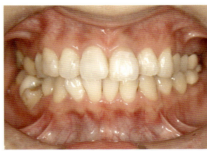

図43
1年経過後の同部位。タッチアップはときどきしている

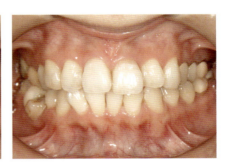

図44
2年経過後の同部位。タッチアップはときどきしている

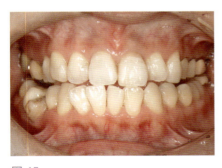

図45
3年経過後の同部位。タッチアップはときどきしている

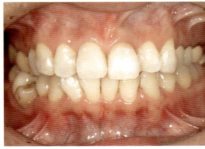

図46
4年経過後の同部位。タッチアップはときどきしている

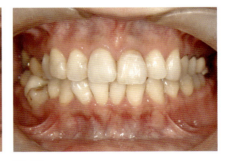

図47
5年経過後の同部位。タッチアップは行っていないとのことであった

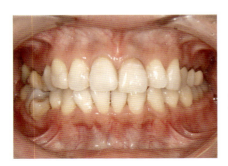

図48
6年経過後の同部位。若干の色調の後戻りが認められる。タッチアップを行っていないとのことであったが、このメインテナンス来院時にタッチアップのためのホワイトニングジェルを購入した

図49に7年経過後、図50に8年経過後の同部位を示す。タッチアップはときどき行っているとのことであった。

　図51に9年経過後の同部位を示す。タッチアップはしばらくしていないとのこと。

　図52の10年経過後の同部位を示す。数ヵ月前にタッチアップを1回したとのことであった。

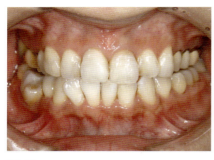

図49
7年経過後の同部位。タッチアップはときどきしている

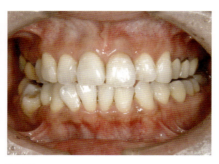

図50
8年経過後の同部位。タッチアップはときどきしている

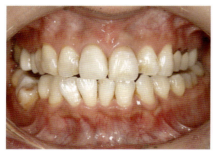

図51
9年経過後の同部位。タッチアップはしばらくしていないとのことであった

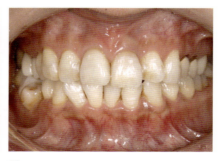

図52
10年経過後の同部位。数ヵ月前にタッチアップを1回したとのことであった

　このように失活歯の変色に対するホワイトニング治療後の長期の経過を通して感じるのは、患者自身の歯の白さへの思いはつねに変化するということである。その思いのたびに、歯髄腔内のCRを除去し、再度ウォーキングブリーチングすることは、患者だけでなく術者にとってもストレスとなる。一方、ホームホワイトニングによる失活歯の漂白はその漂白効果だけではなく、色調の後戻りに対して「患者のタイミング」、「患者自身のみ」で対応できるため、非常に有効な方法である。

Wall 06 壁の乗り越え方のまとめ

「失活歯の漂白がうまくいかない」壁の乗り越え方

　失活歯の変色は歯冠完成後に起こる。その原因は残留歯髄組織や細菌、唾液等に由来する有機質（タンパク質）である。

　したがって、ウォーキングブリーチングのみでは十分な漂白効果が得られない場合に、髄腔を開放したままホームホワイトニングを行うと高い漂白効果が得られることがある。

　ただし、図53〜56のように混合歯列期の失活歯の変色などホームホワイトニングが不可能な場合の漂白法として、ウォーキングブリーチが適応となる場合がある。

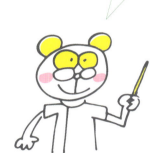

変色した失活歯はちょっとした工夫で漂白効果を得ることができます。

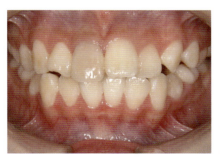

図53
9歳の女児が、1⏌部の変色を主訴に来院した

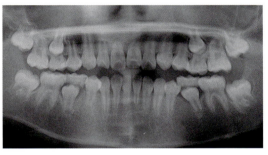

図54
パノラマＸ線写真では、永久歯の根未完成歯が認められる

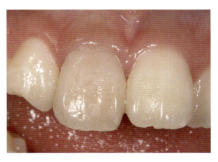

図55
1⏌部には外傷の既往があり、電気歯髄診査では、生活反応を示さなかった

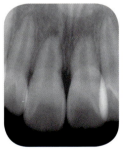

図56
Ｘ線診査にて根尖部に透過像が認められたことからも歯髄壊死が変色の原因と診断された

参考文献
1）須崎 明：そうだったのか！CR修復　CR修復に悩んでいる人に読んで欲しい本：ヒョーロン・パブリッシャーズ，東京，2017．

JUMP UP!
より深く知るポイント①

ホワイトニング・プリベンションの研究

図1に重度の変色を伴う60歳・女性の口腔内を示す。口腔内で最も深い歯周ポケット（|5 近心の5mm）の歯肉溝内滲出液をペーパーポイントにて採取した。そして、最も病原性の高い3種の歯周病原細菌であるレッドコンプレックス（*P. gingivalis*、*T. fosythia*、*T. denticola*）の菌数をPCR-インベーダー法にて測定した。また、唾液中のう蝕関連菌であるミュータンス菌数についても培養法にて測定した。表1にその結果を示す。図2にオフィスホワイトニング後の口腔内を示す。ホワイトニング後は表2に示すように歯周病およびう蝕原性細菌が減少している。

ホワイトニング・プリベンションはマウストレーを作製し、薬剤を一定時間作用させる3DS（Dental Drug Delivery System）の1つとも捉えられる。すなわちホワイトニングは、ただ単に歯を白くするだけではなく、口腔内予防管理にもなる。表3に

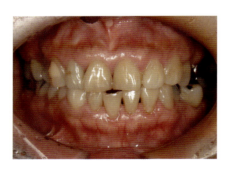

図1
重度の変色を伴う60歳女性の口腔内

**表1 ホワイトニング前の口腔内における
　　　レッドコンプレックスおよびミュータンス菌の割合**

P. gingivalis ／主な口腔内総菌数	10.01%
T. fosythia ／主な口腔内総菌数	5.31%
T. denticola ／主な口腔内総菌数	3.13%
う蝕菌比率 ミュータンス菌数（含ソブリヌス菌）／総レンサ菌数	0.90%

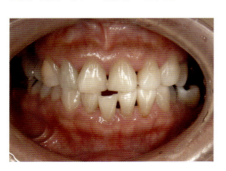

図2
オフィスホワイトニング後の口腔内。歯周病およびう蝕原性細菌は減少している

**表2 ホワイトニング後の口腔内における
　　　レッドコンプレックスおよびミュータンス菌の割合**

P. gingivalis ／主な口腔内総菌数	1.11%
T. fosythia ／主な口腔内総菌数	1.67%
T. denticola ／主な口腔内総菌数	1.67%
う蝕菌比率 ミュータンス菌数（含ソブリヌス菌）／総レンサ菌数	0.10%

表3 3DSに用いられる薬剤の作用機序

薬剤	作用機序	浮遊細菌への効果	成熟したバイオフィルムへの効果
クロルヘキシジン (Chlorhexidine、CHX)	細菌の細胞膜(−)を破壊	◎	×
ポビドンヨード (Povidone Iodine、PVP-1)	H_2OI^+(遊離ヨウ素が水を酸化して生じる)が細胞膜を破壊	◎ (0.1-1.0%)	○ (2.5-5.0%)
3.65% 過酸化水素 (10% 過酸化尿素)	フリーラジカルが膜や核を破壊	◎	×

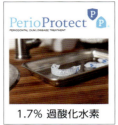

1.7% 過酸化水素

図3

　3DSに用いられる薬剤の作用機序を示す。ここで重要なのはプロフェッショナルケアにてバイオフィルムを破壊することで、ホワイトニング・プリベンションの効果が高まることである。すなわちホワイトニングで歯周病やう蝕を治療するのではなく、すでに適切なプロフェッショナルケアおよびセルフケアが実践されている前提で、ホワイトニング・プリベンションが効果的なものとなる。海外では、1.7%過酸化水素をマウストレーに入れ歯周病治療に応用する製品（Perio Protect：図3）も発売されている。

　ホワイトニング・プリベンションに関する研究は近年増加している。これらの報告によるとオフィスホワイトニングでもホームホワイトニングでも効果はあるとされる。

　以下にホワイトニング・プリベンションに関する研究を示す。

【ホワイトニングの歯周病原性細菌に対する作用】
- 竹中彰治，増田貴弓，岩本優子，尾添祐美子，福田 敬，富田文仁，村山美根子，西川幸枝，興地隆史，福島正義：口腔ケアとしてのホームブリーチング ーフッ化物配合歯磨剤（ジェルコートF®）との併用による口腔内細菌数の変動と知覚過敏抑制効果ー 日歯保存誌 48(5)：751-758, 2005.
  抄録より―Nite White Excel とジェルコートF®の併用によるホームブリーチング中は、プラークの付着量と含嗽中の口腔内細菌数が減少傾向を示した。しかしながらジェルコートF®の添加による殺菌効果の増強は明瞭ではなかった。
  ホームブリーチングがそれに伴うPMTCとともに、口腔内を良好に維持するための日常的な口腔ケアの手段として使用できることが示唆された。

【ホワイトニングのう蝕原性細菌に対する作用】
- 鈴木英明，鈴木義純，岡田珠美，神谷直孝，森 俊幸，藤田 光，池見宅司：過酸化尿素の齲蝕原因菌に対する抗菌効果．日歯保存誌 55(6)：373-380, 2012.
  抄録より―過酸化尿素は齲蝕原因菌（S.mutans、S.sobrinus、A.naeslundii）に対して顕著な殺菌作用が認められ、抗菌作用を有することが示唆された。

【ホワイトニングの歯質強化作用】
- 深澤正幹，池見宅司：生活歯漂白後のエナメル質の耐酸性．日歯保存誌 43(1)；1107-1112, 2000.
- 池見宅司：生活歯漂白とエナメル質の耐酸性獲得．歯科漂白 12；18-13, 2004.
  抄録より―ホワイトニング後にフッ化物を作用させた場合、通常の状態よりもフッ素を取り込みやすい状態になり、フルオロアパタイトの生成が促進され、ホワイトニング前のエナメル質に比べて耐酸性が向上する。
- 岩谷いずみ，向井義晴，寺中敏夫：エナメル質漂白に対する再石灰化処理の影響．日歯保存誌 52(1)；1-11, 2009.
  抄録より―35%の過酸化水素を使用したホワイトニング後のエナメル質を人工唾液中に浸漬した結果、フッ化物を作用させなくても唾液中の無機質により、漂白前より安定したアパタイトによる再石灰化が起こる。
- 飯塚純子，向井義晴，高垣祐子，寺中敏夫：ブリーチング法を利用したエナメル質表層下脱灰層の石灰化戦略 第1報 30%過酸化水素水による唾液成分蛋白質の化学的変化．日歯保存誌 55(2)；127-133, 2012.
  抄録より―本研究の結果は、ホワイトスポットおよびブラウンスポットの効果的な再石灰化を導く手段として、過酸化水素水を使用したオフィスブリーチング材を使用することの可能性を強く示唆するものと考えられた。
- 向井義晴，飯塚純子：ホワイトニングをCariologyの視点から捉えて，日本歯科評論 Vol74(4), 126-132, 2014.
  抄録より―ホワイトニングが審美的効果を兼ね備えた「再石灰化補助手段」として利用できる日が近い将来に訪れるものと思われる。
- Tanaka R, Shibata Y, Manabe A, Miyazaki T: Mineralization Potential of Polarized Dental Enamel. Plos one 4(6): 1-6, 2009.
- Tanaka R, Shibata Y, Manabe A, Miyazaki T: Micro-strural integrity of dental enamel subjected to two tooth whitening regimes. Archives of oral biology 55; 300-308, 2010.
  抄録より―35%の過酸化水素を使用したオフィスホワイトニング後のエナメル質を人工唾液中に浸漬した結果、エナメル質深層の石灰化度が高まり、耐酸性が向上した。

JUMP UP !

より深く知るポイント②

ホワイトニングの変遷

　近年、ホワイトニングは日本にも広く浸透し、多くの人がその存在を知るようになった。また、多くの臨床家や研究者の努力によって歯科医師の管理のもとで実施されるホワイトニングは歯科医療として定着し、美容と差別化される動きが出てきた。しかしながらホワイトニングは決して新しいものではなく、1844年にはすでに歯を漂白する取り組みが行われていた（表1）。

　過酸化尿素を使用したホームホワイトニングが製品化されたのは1989年で、Omni International（現3M）から「White & Brite」として発売された。また、過酸化水素を使用したオフィスホワイトニングが製品化されたのは1991年で、アメリカのShofu Dental Corporation から「Hi-Lite」として発売された。本製品は漂白作用を促進するために化学触媒と光触媒が含まれていることが特徴となっている。

　歯の漂白は、ブリーチング（Bleaching）と呼ばれ学術用語として現在も用いられている。しかし、ブリーチングは強い薬品を使って髪の毛や衣類の色素を抜くというイメージがあるため、1990年にアメリカでホワイトニング（Whitening）という言葉が用いられるようになり、安全に安心して歯を漂白するというイメージが広がった。

　日本でも厚生労働省の認可を受けオフィスホワイトニング、ホームホワイトニング製品が発売されている（表2）。

　日本のホームホワイトニング製品の主成分はいずれも10％過酸化尿素であるため基本的な漂白効果は同じであるが、そのジェルの味や性状、付属しているトレーシートの特徴などが異なるため、選択肢が広がった。また、2018年に発売されたティオン ホーム プラチナ（ジーシー）の主成分は10％過酸化尿素であり従来製品と変わらないが、ジェルの基剤を改良し、過酸化尿素が歯質に移行しやすくしたため、従来製品より早く漂白効果が得られるようになっている。

　オフィスホワイトニング製品の主成分の過酸化水素濃度はハイライトが35％、ピレーネが3.5％、ティオン オフィスが約23％とさまざまであり、光触媒の効果を用いた製品開発により過酸化水素濃度が低くなりつつあるのが特徴である。

表1　歯の漂白法の変遷[1]

報告年	ホワイトニング剤	開発者
1844年	ミョウバン	Berdmore
1848年	次亜塩素酸カルシウム	Dwinelle
1848年	次亜塩素酸ナトリウム	Weatcott
1868年	シュウ酸	Atkinson
1884年	30%過酸化水素水	Harlan. AW
1889年	過マンガン酸カリウム	Kirk. EC
1895年	25%過酸化水素エーテル溶液	Westlake. A
1920年	過酸化ナトリウム	Prinz.H
1938年	過ホウ酸ナトリウム	Salvas. JC
1963年	過ホウ酸ナトリウムと過酸化水素	Nutting. EG & Poe.GS
1989年	過酸化尿素	Haywood. VB & Heymann.HO
1991年	過酸化水素＋触媒※（Shofu Hi-Lite）	Friedman

※触媒…光触媒：硫酸マンガン、化学触媒：過硫酸水素カリウム

表2　日本におけるホワイトニング剤の販売状況

発売年	製品名	販売会社（製造元）	分類
1998年	ハイライト	松風（松風）	オフィスホワイトニング
2001年	NITE ホワイト・エクセル	デンツプライシロナ（フィリップス）	ホームホワイトニング
2004年	ハイライトシェードアップ	松風（松風）	ホームホワイトニング
2006年	オパールエッセンス	ウルトラデントジャパン（ウルトラデント）	ホームホワイトニング
2006年	ピレーネ	モリタ（ニッシン）	オフィスホワイトニング
2009年	ティオン ホーム	ジーシー（ジーシー）	ホームホワイトニング
2010年	ティオン オフィス	ジーシー（ジーシー）	オフィスホワイトニング
2018年	ティオン ホーム プラチナ	ジーシー（ジーシー）	ホームホワイトニング
2018年	オパール エッセンス ブースト	ウルトラデントジャパン（ウルトラデント）	オフィスホワイトニング

参考文献
1) 久光 久, 東光照夫：漂白法の理論と臨床テクニック オフィスブリーチとホームブリーチ. クインテッセンス出版, 東京, 2004.

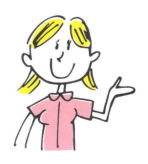

170年以上前からホワイトニングに関する取り組みが行われていたんですね。

JUMP UP !

より深く知るポイント③

ホワイトニング剤の作用機序

ホワイトニング剤の作用は大きく分けて2つある。1つ目は歯質中の有機質や無機質と変色の原因物質との結合を切り離すことによる作用である。2つ目は原因物質の分子を細かく切り、バラバラにすることで変色を目立ちにくくする作用である[1]。

それではホワイトニング剤は変色の原因物質にどのように作用するのであろうか。ホームホワイトニングでもオフィスホワイトニングでも基本の作用は同じで過酸化水素により漂白作用を示す。

図1のホワイトニングの作用機序に示すように、ホームホワイトニングの場合、マウストレー内のホワイトニングジェルの主成分である10〜30％過酸化尿素の約1/3が過酸化水素に変化する[2]（10％過酸化尿素の場合は3.65％が過酸化水素に変化する）。これが体温や、唾液中の適度な水分により活性化され、フリーラジカル（ヒドロキシルラジカル：HO^*）に分解される。このフリーラジカルが先に述べたホワイトニング作用を示すこととなる。さらにアルカリ性の環境下で生じるHO_2^*（水酸基ラジカル：ヒドロペルオキシルラジカル）に変化し、より強い漂白作用を発揮する[3]。

オフィスホワイトニングの場合は、ホワイトニングジェル（主成分：20〜35％過酸化水素）が化学触媒や光触媒により活性化され、同じくフリーラジカル（HO^*）に

分解される。さらにアルカリ性の環境下のホワイトニングシステムではHO_2^*に変化し、酸性環境下のホワイトニングシステム（ハイライト：松風）ではO^*（活性酸素）に変化し、より強い漂白作用を発揮する。

一般的にHO_2^*（水酸基ラジカル）はO^*（活性酸素）よりもはるかに漂白作用が強いため、近年のオフィスホワイトニングシステムはアルカリ性の環境下での漂白作用を示すものが主流となっている。

通常、ホワイトニング作用の中心となる過酸化水素は放置しておくと無害な水と酸素に分解される。この状態をイオン分離と呼び、ホワイトニング作用は示さない。いいかえれば、愛し合ったカップルが喧嘩別れし、愛がなくなった状態である。

ところが触媒の存在下では過酸化水素はフリーラジカルに変化する。フリーラジカルとは、触媒（オフィスホワイトニング）や唾液・体温（ホームホワイトニング）によって、分子の片割れが不足し、不安定な状態になった電子を含む分子をさす。これが他の物質にぶつかると連鎖反応を起こし、相手の分子を奪い取り、これよって色素が無色化される。いいかえれば、愛し合ったカップルが父親（触媒）によって無理やり別れさせられ、気持ちが不安定な状態であり、それによって生じる「会いたい」という「愛の気持ち」がホワイトニング作

用を示すのである。

また、酸性環境下は同じ地域での近距離恋愛、アルカリ環境下は秘境と秘境との遠距離恋愛といえる。連絡をとる手段が全くない遠距離恋愛では「会いたい」というストレスは大きくなる。したがってアルカリ環境下で生じる水酸基ラジカルはホワイトニング作用が強くなる。

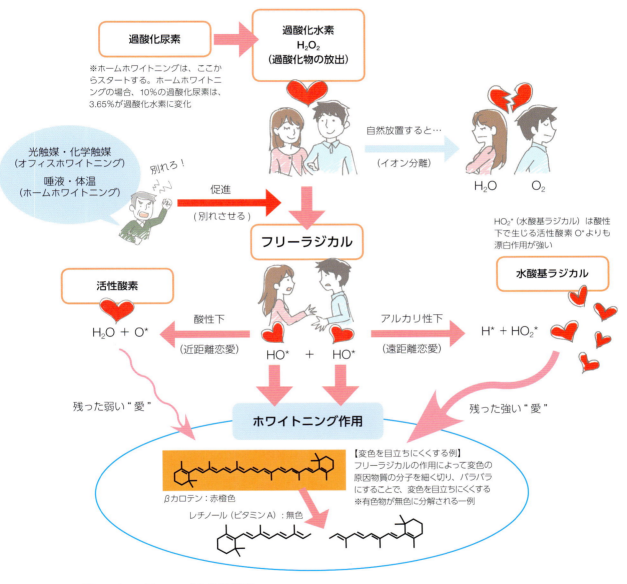

図1　ホワイトニングの作用機序

参考文献
1) 大槻昌幸：歯の漂白. 日本歯科理工学会雑誌 32(3): 163-166, 2013.
2) Arevds J: Interaction of urea and human enamel. Caries Res., 18: 17-24, 1984.
3) Leonard RH Jr, Bentley CD, Haywood VB: Salivary pH changes during 10% carbamide peroxide bleaching. Quintessence Int., 25(8): 547-550, 1994.

JUMP UP!

より深く知るポイント④

ホワイトニングの術前診査

術前診査のポイントは、ホワイトニングで起こりうる患者とのトラブルを予測しながら診査をすることである。

1）口腔内診査

う蝕やクラック、歯根露出は診査時に症状がなくてもホワイトニング中に知覚過敏を起こしやすいため、あらかじめ可能性を患者に伝えることが重要になる。う窩が大きい場合はグラスアイオノマーセメントなどで暫間的に修復し、ホワイトニング後に最終修復する。

ホワイトニング剤には、消毒薬のオキシドールと同じ成分（3％過酸化水素）が入っている。歯周病で歯肉に炎症があると、ホワイトニングに力を発揮すべき薬剤が、先に歯肉の炎症（とくに血液）に反応してしまい、薬効を失って本来の目的を果たすことができない。そればかりか、知覚過敏を発現しやすくなる。したがって、ホワイトニング前に歯周治療を行い、歯肉の炎症を取り除いておくことが必要である。

また、残存する歯質の量が少ない歯（失活歯の漂白の場合）や歯根が未完成な歯がある小児や若年者の場合もホワイトニングを避けたほうがよい。

2）問診

無カタラーゼ症の患者、妊娠中や授乳中の患者、光線（紫外線）過敏症の患者（オフィスホワイトニングのみ）や重度の呼吸器疾患の患者（ホームホワイトニングは長時間の開口や処置を要さないので可能）は避けたほうがよい。

3）咬合診査

表1に示すように歯への応力ひずみは咀嚼時（オルソファンクション）よりもパラファンクション（クレンチング、ブラキシズム）のほうが約5倍大きく、時間も長くなる[1]。したがって、パラファンクションの影響が大きい患者の場合はマウストレーに穴があいたり、装着時にトレーがひずんだりしてホワイトニングジェルがトレーから漏れやすくなる。このような場合はマウストレーの作製に注意が必要である（JUMP UP! ⑧〈P.138〉で詳細に解説）。またマウストレーの装着時間の短縮や、TCH（Tooth Contacting Habit）の是正なども必要となる場合がある。

表1　歯への応力ひずみ

	オルソファンクション：生理的機能活動運動	パラファンクション：非生理的機能活動運動（くいしばり・歯ぎしり）
咬合力	$12kg/cm^2$	$74kg/cm^2$
歯が接触している時間	20分間／日	2〜162分間／日

また症状の程度にもよるが、顎関節症状が認められる場合は下顎位が不安定となりやすいマウストレーを装着するホームホワイトニングよりもオフィスホワイトニングのほうが有利となる。

4）シェードテイキング

患者によって求める白さのイメージは異なる。したがって治療効果の事前確認や患者のモチベーションを高めるために、シェードテイキングは非常に重要となる。またホワイトニング効果の確認の際にも術前の色調と比較することは、患者の満足度を高めるために必須となる。

シェードガイド（図1）によるシェードテイキングは主観的な診査法となり、術前に目標の色調を選択し、患者と共に確認する。患者の白さに対する記憶は曖昧なため、シェードガイドを用いて口腔内写真を撮影することが非常に重要である。

また、測色計（図2）を用いた客観的な診査法も非常に有効である。測定値は明度順にNo.1~9（図3）までとなっており、No.1、2、3がホワイトニング後の色調、No.4、5が軽度着色、No.6、7が中等度着色、No.8、9が重度着色の目安となっている。筆者の経験からも、この客観的診査法はシェードガイドを用いた主観的診査法とかなり整合性が高い。

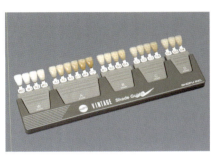
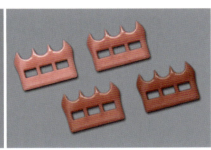

図1
ヴィンテージ シェードガイド（松風）はヴィンテージ ガミー（松風）を併用すればシェードタブ面が同一面に固定できるため、口腔内撮影において、再現性の高い記録が可能となる

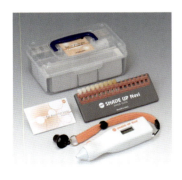

図2
シェードアップ ナビ（松風）。主観的診査法とは異なり、色調を数値化する客観的診査法も効果的である

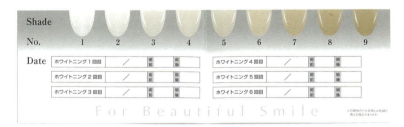

図3
測定値のNo.1、2、3がホワイトニング後の色調、No.4、5が軽度着色、No.6、7が中等度着色、No.8、9が重度着色の目安となっている

さらに付属のシェードアップ ナビ ホワイトニングチャートやシェードアップ シミュレーターソフト（図4）を用いれば、ホワイトニング後の色調の予想が容易となる。しかしながら、ホワイトニングは変色歯をすべて改善できるわけではなく、その限界もあるため、その旨を患者に事前に伝えることも必要である。

5）口腔内写真撮影

漂白治療前から歯にすでに存在したクラックやチッピングが、漂白によって生じたと訴える患者がいる。このようなトラブルは口腔内写真を撮影しておくことで回避できる。また写真にて記録することは漂白効果の判定にも有効となる。

6）生活習慣の把握

ホームホワイトニングの場合、生活習慣の把握はとくに重要となる。トレーを口腔内に入れられる状況は職種、睡眠時間などによりさまざまであるため、事前のチェックが必要となる（図5）。また、嗜好品によっても漂白の効果の持続性が異なる。

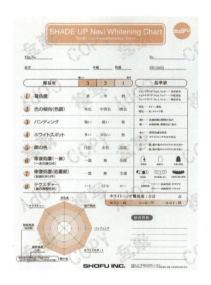

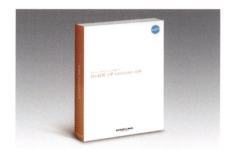

図4
シェードアップ ナビ ホワイトニングチャートやシェードアップ シミュレーターソフトを用いれば、ホワイトニング後の色調の予想が容易となる

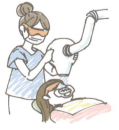
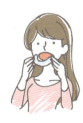

図5
ホワイトニング方法の選択時は生活背景も考慮する

参考文献
1) Mcneil C: Science and Practice of Occlision. Quintessence Pub Co, 1997.

術前診査のポイントは、しっかり押さえておきましょう。

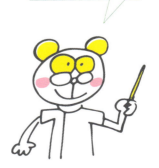

JUMP UP!
より深く知るポイント⑤

エナメル質の厚みとマスキング効果

　図1にエナメル質の構造を示す。エナメル質は重量比で約95％が無機質（ハイドロキシアパタイト）からなり、残りをわずかな水分と有機質で占めている。このひし形のハイドロキシアパタイトの分子が積み重なって鉛筆状のエナメル質の結晶構造となる。さらにそれらが束になりエナメル小柱となる。また、これらのエナメル小柱とエナメル小柱の間の隙を小柱間隙（小柱鞘）と呼ぶ。小柱間隙は水分と有機質成分が豊富で、ホワイトニング剤はこの小柱間隙やエナメル質に存在するクラックやエナメル葉からエナメル質に浸透し、水分と石灰化度の低いエナメル-象牙境でさらに広がり、象牙質に浸透する。

　JUMP UP! ③（ホワイトニング剤の作用機序：P.078）で述べたように、ホワイトニング剤により原因物質から切り離された有機質や無機質は不安定な状態にある。この状態がホワイトニングの後戻りにつながるため、ホワイトニング直後は色の濃い飲食物の摂取や喫煙を避ける必要がでてくる。Wall01の「ホワイトニング・プリベンション」（P.006）でも述べているように、このタイミングでのフッ化物による再石灰化の促進は容易であり、後戻りの防止にもなる。

　ホワイトニングの二次的な作用機序としてエナメル質のマスキング効果がある[1]。図2に示すようにエナメル質は光の透過性が高く、不透明な象牙質の色調が歯の色調を大きく左右する。一方、ホワイトニング後に再石灰化すると本来透過性の高いエナメル質が変化し、さまざまな深さで光を乱反射するようになる。したがって、エナメル質の厚みが大きくなるほど、象牙質の色調を目立ちにくくするのである。

　図3にホワイトニングを希望して来院した39歳・女性の口腔内を示す。ホームホワイトニング2週間経過後の口腔内を図4に示す。エナメル質の厚い切端部はホワイトニ

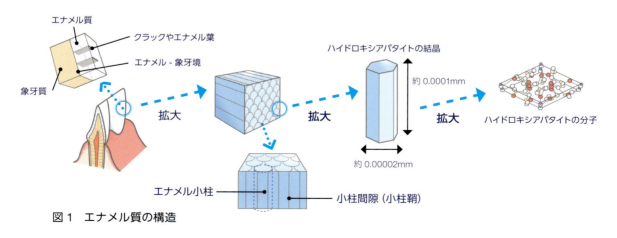

図1　エナメル質の構造

ング効果が認められるが、歯頸部付近は顕著な効果は認められない。術前にホワイトニングの限界について伝えていたため、このままタッチアップに移行した。患者は定期的なメインテナンスに来院している。図5に5年後の同部位を示す。タッチアップは気になるときにしているとのことであった。図6に7年経過後の同部位を示す。タッチアップは気になるときにときどきしている。

このように長期経過をみても、エナメル質の厚い切縁付近は歯の結晶構造に基づいた立体的な色調変化（マスキング効果）が起こりやすく、歯頸部付近と比較してホワイトニング効果が得られやすいことがわかる。本患者によると歯頸部は口唇で隠れるため、あまり変色は気にならなくなったとのことである。

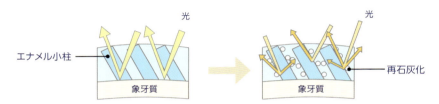

図2　ホワイトニングによるエナメル質の結晶構造に基づいた立体的な色調変化（マスキング効果）

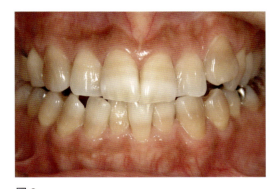

図3
ホワイトニングを希望して来院した39歳・女性の口腔内

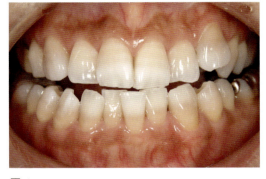

図4
ホームホワイトニング2週間経過後の同部位

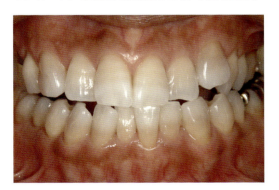

図5
5年後の同部位。タッチアップは気になるときにしている

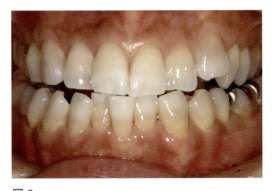

図6
7年後の同部位。タッチアップは気になるときにしている

参考文献
1）金子　潤，北原信也，宮崎真至　編著：歯科衛生士ベーシックスタンダード　ホワイトニング．医歯薬出版株式会社，東京，2011．

JUMP UP !
より深く知るポイント⑥

患者とのトラブルを回避する治療承諾書

「はじめに」（P.004）でも述べたように2017年12月以降、契約期間が1ヵ月を超え、かつ金額が5万円を超える歯のホワイトニングは、特定商取引法（特商法）の規制の対象となり、クーリングオフ制度が適用されることになった。

また、一般財団法人日本歯科審美学会では「漂白治療の特商法適応に対するワーキンググループ」が設立され、特商法の内容も見据えた「歯のホワイトニング処置の患者への説明と同意に関する指針」がまとめられている。

末石[1]は、ホワイトニング契約の前に処置内容や金額などの概要を説明した書面（契約書面）を交付する必要性を強調し、表1のような注意点を述べている。

そこで図1に当院で用いているホワイトニング契約書を紹介する。これに沿うことで、患者に対してもれなくホワイトニングについて説明できるだけでなく、術者間の説明に関する誤差も最小限にとどめることができる。

表1　ホワイトニング契約時の注意点

● 契約書面を交付した日から（交付した日を含めて）8日を過ぎるまでの間は、消費者（患者）は何の理由がなくとも、契約を解除して全額の返金を求めることができる。

● 契約書面を交付していた場合、クーリングオフをされたとしても、販売したマウスピースや漂白剤がすでに使用・消費されている場合には、これらの代金を返還する必要はない。

● 契約書面を交付した日を含めて8日間が経過した後も、消費者（患者）は中途解約が可能。

参考文献
1）末石倫大：新・こちらジュリスト　ホワイトニングの注意点. 日本歯科評論 , 78(11): 174-175, 2018.

【ホワイトニング治療契約書】

確認事項にチェックをして下さい。

患者様　（担当者）

1. ホワイトニング治療の効果について　　　　　　　　□　　　　　□
2. あなたの歯に適応できるのかどうか　　　　　　　　□　　　　　□
3. ホワイトニング治療の禁忌症について　　　　　　　□　　　　　□
4. 治療方法の説明　　　　　　　　　　　　　　　　　□　　　　　□
5. 治療中どのような不具合が予想できるか。また　　　□　　　　　□
　　その対処法について
6. 他の歯科治療の必要性について　　　　　　　　　　□　　　　　□
7. 治療後のメインテナンスについて（効果の持続　　　□　　　　　□
　　について）
8. 治療費について　　　　　　　　　　　　　　　　　□　　　　　□
9. クーリングオフについて　　　　　　　　　　　　　□　　　　　□

医療法人　ジニア　ぱんだ歯科　理事長　須崎　明　殿

　この度、私が貴院においてホワイトニング治療を受けるにあたり、上記の説明を十分に受け、その内容について了承しました。

平成　　年　　月　　日

患者様氏名（未成年者の場合は保護者）：＿＿＿＿＿＿＿＿＿
説明歯科医師　氏名：＿＿＿＿＿＿＿＿＿

医療法人　ジニア　ぱんだ歯科 理事長　須崎　明
〒481-0040 愛知県北名古屋市西春駅前一丁目3番地
パティオニシハル2F
TEL (0568) 26-3388 FAX (0568) 26-3389
http://www.panda-s.jp

図1
筆者の医院で用いているホワイトニング契約書 (2015年当時の愛知学院
大学歯学部　ホワイトニング同意書をもとに改変)

JUMP UP!

より深く知るポイント⑦

歯の変色

　歯の変色には、う蝕やステインが原因となる外因性と、遺伝や代謝、歯の傷害、化学物質や薬剤の作用による内因性がある（表1、2-1、2、3）。

　図1に示すように変色の原因物質の分子量により光の吸収波長が異なるため、疾患により歯の変色はさまざまな色調を呈する。現時点では原因の疾患により発現する歯の変色は予想できるものの、逆に歯の変色から原因の疾患を同定することは困難で

ある。すなわちホワイトニングは疾患により歯に発現した変色を改善する手法、いいかえれば対症療法といえる。外因性の変色は修復治療やPMTCにより改善するが、内因性の変色は原因物質が歯に取り込まれることが原因なので、変色の改善にはホワイトニング剤を歯質に浸透させることが必要となる（図2）。

　先にも述べたが、歯の変色は表3に示すように原因物質の分子量によって色調が異

表1　歯の変色の原因　外因性の変色

原因	変色
う蝕	白色、淡褐色
口腔清掃不良	
酸性の色素産出菌	緑色
非酸性の色素産出菌	黒色
金属物質 （アマルガム、フッ化ジアミン銀など）	黒褐色から 黒色
タバコ、コーヒー、お茶	褐色、黄褐色

表2-1　歯の変色の原因　内因性の変色①

原因	変色
1. 遺伝性	
エナメル質形成不全症、 外胚葉異形成、低フォスファターゼ症	褐色
先天性中胚葉異形成	黒褐色
先天性ポルフィン尿症	ピンクから赤褐色
先天性梅毒	褐色から黒色
象牙質形成不全症	青みがかった褐色

表2-2　内因性の変色②

原因	変色
2. 代謝性	
1）カルシウム代謝異常	
小児急性発疹、先天性低タンパク血症、 糖尿病母体出生児疾病	白亜色
上皮小体機能亢進症	黒色
上皮小体機能低下症	白亜色
2）ビリルビン代謝異常	
過ビリルビン血症	緑色
3）ビタミン欠乏	
ビタミンA、ビタミンD欠乏	褐色
ビタミンC欠乏	暗色から褐色
4）生理の異常	
歯根の内部吸収	ピンク斑

表2-3　内因性の変色③

原因	変色
3. 歯の傷害	
歯髄壊死	緑色
失活歯髄	灰色
歯髄内出血	ピンク色から黒色
根尖孔の血管断裂	灰色から黒色
4. 化学物質や薬剤の作用	
過剰なフッ化物	白斑から褐色、白褐色
テトラサイクリン	褐色から黒褐色
5. その他	
加齢現象 （ハイドロキシアパタイトの結晶が成熟していくと、透明性が高くなる。さらにエナメル質の厚みが摩耗等で薄くなると黄ばんだ象牙質が透けて見えるようになる）	黄色

なる。分子量の小さい原因物質が歯に取り込まれると図3のような寒色系（黒、グレー、青に近い色）の変色歯となる。逆に分子量の大きい原因物質が歯に取り込まれると図4のような暖色系（赤、オレンジ、黄に近い色）の変色歯となる。

また、永久歯の歯冠部は生まれてから6歳頃までに顎の中ですでに形成されている。歯冠部形成期において原因物質が取り込まれると、その量や時期によって変色部が縞模様になることがある。これをバンディングと呼ぶ（図3：バンディングあり、図4：バンディングなし）。

色調	波長
Violet	400〜420nm
Indigo	420〜440nm
Blue	440〜490nm
Green	490〜570nm
Yellow	570〜585nm
Orange	585〜620nm
Red	620〜780nm

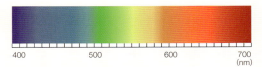

図1 可視光線の電磁スペクトル
変色の原因物質の分子量によって光の吸収波長が異なるため、疾患により歯の変色はさまざまな色調を呈する

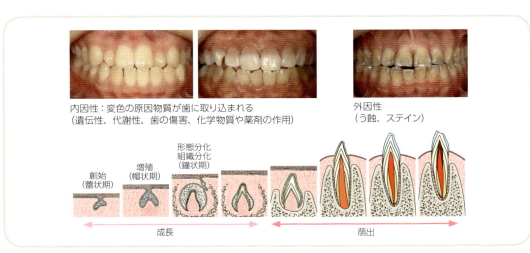

図2 外因性と内因性の変色のしかた
内因性の変色は「歯の成長・萌出」に大きく関連している

表3
歯の変色は原因物質の分子量によって色調が異なる

色調	変色原因物質の分子量
寒色系（黒、グレー、青）	小さい
暖色系（赤、オレンジ、黄）	大きい

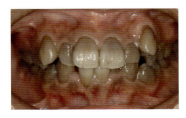

図3
分子量の小さい原因物質が歯に取り込まれると、寒色系（黒、グレー、青に近い色）の変色歯となる（バンディングあり）

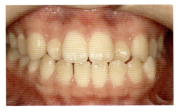

図4
分子量の大きい原因物質が歯に取り込まれると、暖色系（赤、オレンジ、黄に近い色）の変色歯となる（バンディングなし）

ホワイトニングの壁

術直後の注意点を患者にうまく伝えられない

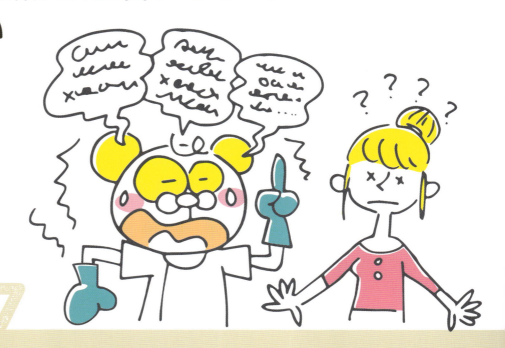

壁の乗り越え方
▼
ホワイトニングとペリクルの関係を理解する

術直後の患者へのアドバイスとして
「ホワイトニング直後のコーヒー、紅茶、赤ワイン、カレーの摂取はできるだけ避けてください」
「ホワイトニング直後の喫煙はできるだけ避けてください」
「漂白直後は着色しやすいので気をつけてください」
「ホワイトニング後に一時的に冷たいものがしみることがあります」
などが挙げられる。
このように「ホワイトニング直後からペリクルが形成されるまでの数時間は、歯に着色しやすいものを口にするのは避けたほうがよいこと」を患者にしっかりと伝えることが白さの維持につながる。

エピソード症例

　図1に23歳・男性の口腔内を示す。上顎のみオフィスホワイトニング（ハイライト：松風）を行った（図2）。知覚過敏症状が発現したので、2回目でホワイトニングを終了した（図3）。患者に趣旨を説明し同意を得たため、ホワイトニング直後に喫煙し、カレーと紅茶、コーヒーを摂取してもらった（図4）。しかしながら、歯の表面の着色は認められなかった（図5）。そこで歯垢染め出し液を塗布した（図6）。洗口後、歯表面が軽度な赤色に着色した（図7）。図8にブラッシング後の同部位を示す。ブラッシングではこの着色を除去することはできなかった。そこでオフィスホワイトニングを1回のみ行った（図9）。すると着色を除去することができた（図10）。

　筆者の経験では、ホワイトニング直後の飲食による歯の着色はオフィスホワイトニングなら1回程度、ホームホワイトニングなら約15分程度で除去できる。

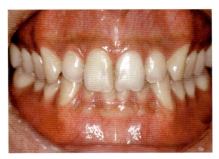
図1
23歳・男性の口腔内

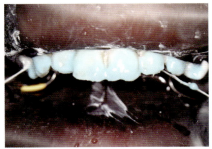
図2
上顎のみオフィスホワイトニング（ハイライト：松風）を行った

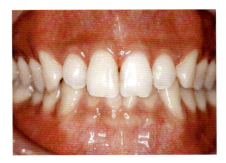
図3
知覚過敏症状が発現したので2回目でホワイトニングを終了した

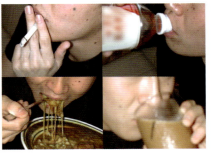
図4
ホワイトニング直後に喫煙し、カレーと紅茶、コーヒーを摂取した

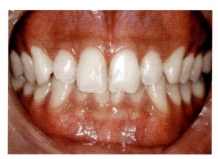
図5
歯の表面の着色は認められなかった

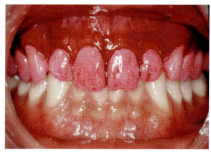
図6
歯垢染め出し液を塗布した

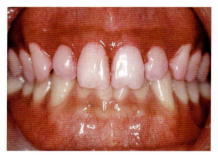
図7
洗口後、歯表面が軽度な赤色に着色した

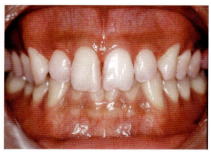
図8
ブラッシングでこの着色を除去することはできなかった

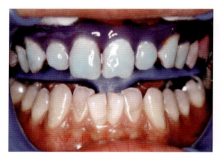
図9
オフィスホワイトニングを1回のみ行った

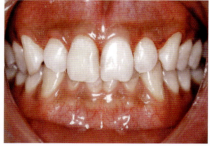
図10
短時間のホワイトニングで色調を改善できる

【ホワイトニングとペリクル】

　ペリクルとはおもに唾液や唾液糖タンパクに由来する被膜で、歯の表面を覆っている。ペリクルは、いいかえれば歯の保護膜で、重要な役割を果たす。同時にペリクル内で脱灰抑制作用を発揮することが知られている[1]。しかしながら、ホワイトニングによりペリクルは除去される。この時点で色調の濃いものを飲食したり、喫煙したりした場合、歯質の表面にそれらの色素が沈着しやすくなる。除去されたペリクルは最短で3分、最長で7日間の成長期間を必要とする。

　このような背景から、ホワイトニング後2時間から24時間は飲食に注意することを患者に伝える必要がある。筆者の場合は「ホワイトニング直後は色素が沈着しやすいので約2時間は飲食に注意してください」と患者に伝えている。

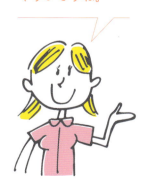

理屈がわかれば患者さんにも説明しやすいですね。

ホワイトニング直後の歯はなぜ着色しやすいのか？

ホワイトニング前の歯
歯が透明な膜「ペリクル」に覆われている。ペリクルの存在により、着色物質が歯質に沈着しにくい。

ホワイトニング直後の歯
ホワイトニングによりペリクルが剥がされ、歯がむき出しなので、着色物質が歯質に付着しやすい。

図11
ホワイトニング直後は色素が沈着しやすいので、約2時間は飲食に注意する

Wall 07 壁の乗り越え方のまとめ

「術直後の注意点を患者にうまく伝えられない」壁の乗り越え方

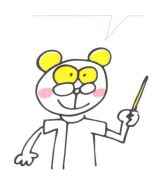

患者さんにきちんと説明を行い、楽しみながらすすめていきましょう！

　ホワイトニング直後は、歯の保護膜であるペリクルが存在しない。ペリクルが歯表面に再形成されるまでは、色調の濃いものの飲食や喫煙に気をつける。

　筆者は「ホワイトニングは楽しみながら行うものであり、決してつらいものではない」と考えているので、ホワイトニング直後の飲食の規制をあまり厳しくせず、アドバイス程度にしている。規制よりも「着色してしまった場合はブラッシングではそれを除去することができません。その場合はオフィスホワイトニングなら1回、ホームホワイトニングなら15分程度で除去できますので安心してください」と、着色した場合の対処法を強調している。

参考文献
1) 田上順次, 千田 彰, 奈良陽一郎, 桃井保子　監修：第4版　保存修復学21. 永末書店, 東京, 2011.

ホワイトニングの壁

ホワイトニング後のセルフケアとプロフェッショナルケアの方法がわからない

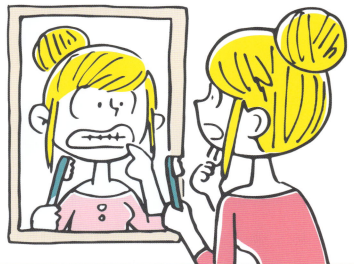

壁の乗り越え方

セルフケアとプロフェッショナルケアがホワイトニングに与える影響について理解する

　良好なセルフケアは歯肉の炎症を予防し、ホワイトニングの効果を持続させるために必要不可欠となる。また、定期的なプロフェッショナルケアで歯の表面を確実に再石灰化させることで、白さを維持でき、タッチアップを行うまでの期間を延長することができる。

| 押さえておきたい
POINT！ | → | JUMP UP！❹
ホワイトニングの
術前診査 | ▶ P.080 |

1）セルフケアの有効性

　JUMP UP！④（P.080）で述べたように、歯肉に炎症があるとホワイトニング剤が歯肉の炎症（とくに血液）に反応してしまい、十分な漂白効果を得られない。色調を維持し、タッチアップの効果を確実にするためにも、プラークコントロールは重要となる。歯磨剤に含まれるフッ化物もホワイトニング・プリベンションの観点からも有効となる（Wall01〈P.006〉）。

　また、ステインの除去効果の高い歯磨剤の使用が、白さを維持するうえで有効となる場合もある。ルシェロ歯みがきペースト ホワイト（図1、ジーシー）もその1つで、本製品の特徴を理解して使用することでその効果は高まる。

> 歯磨剤なども有効に活用しましょう。

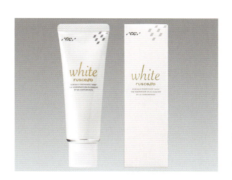

図1
セルフケアにおいて、ステインの除去効果の高い歯磨剤（ルシェロ歯みがきペースト ホワイト：ジーシー）の使用は、白さを維持するうえで有効となることもある

ルシェロ歯みがきペースト ホワイトを使いこなす Point その❶

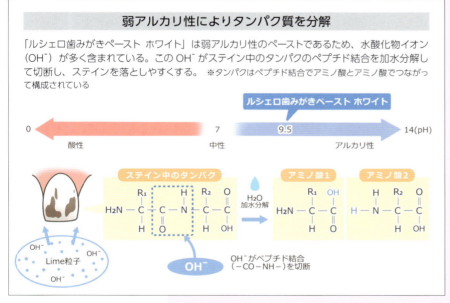

着色を落としたい歯面にペーストを当てる！

　本製品に含まれる清掃剤 Lime（ライム）粒子は炭酸カルシウムであり、これにより歯磨剤が弱アルカリ性（pH9.5）となり、着色成分（タンパク質）を化学的に分解する（図2）。弱アルカリ性により化学的にステインを分解できるため、歯にやさしい製品といえる。

図2
本製品に含まれる清掃剤 Lime（ライム）粒子は炭酸カルシウムである。これにより歯磨剤が弱アルカリ性（pH9.5）となり、着色成分（タンパク質）を化学的に分解する（ジーシーの資料を一部改変）

Wall 08　095

さらに、Lime粒子が分解された着色成分を機械的に除去することでステインを効率的に除去できる。また、ステイン沈着の予防にもなる。

　従来から歯面を傷つけない研磨剤として炭酸カルシウムは注目されていたものの、歯磨剤にこれらを高濃度に配合することは不可能とされてきた。ところが、技術革新によりLime粒子として高濃度の炭酸カルシウム配合が可能となったため、機械的にもステインを除去できるようになった（図3）。

高濃度Lime粒子がステインを除去

従来から歯面を傷つけない清掃剤として炭酸カルシウムは注目されていたものの、歯磨剤に高濃度に配合することは不可能とされていた。しかし、ジーシーの技術革新によりLime粒子として高濃度で微細な炭酸カルシウム配合が可能となり、機械的にやさしくステインを除去することができる。

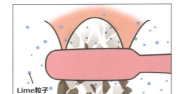

Lime粒子がステインを除去

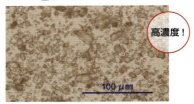

ルシェロ歯みがきペースト ホワイト

高濃度！

100μm

※水で10倍に薄めた歯磨剤を400倍に拡大して観察

Lime粒子がたくさん配合されているので分解されたステインを歯面から効率よく除去する

図3
本製品にはLime粒子として高濃度の炭酸カルシウムが配合されているため、機械的にもステインを除去できるようになった（ジーシーの資料を一部改変）

　なお、作用機序から考えると、本製品は唾液で薄まるとステインの除去効果が低くなってしまう。したがって、着色を落としたい部分から磨きはじめることが重要となる。

ルシェロ歯みがきペースト ホワイトを使いこなすPointその❷

歯磨剤をたっぷり使う！

　Lime粒子を効果的に作用させるため、歯みがきペーストは歯ブラシの毛全体にたっぷり（約1g）のせることが重要となる。また、Lime粒子は粒径が小さいだけでなく、モース硬度も歯より低いことから歯面へのダメージが少ないため、電動歯ブラシでの使用も可能である（図4）。ただし本製品の作用機序を考慮すると、電動歯ブラシは毛先の動きにより機械的にプラークを除去するタイプを選択すべきである。

モース硬度からみた Lime 粒子と歯の硬さの目安

「ルシェロ歯みがきペースト ホワイト」の清掃剤である Lime 粒子（炭酸カルシウム）のモース硬度は、歯（エナメル質：ハイドロキシアパタイト）よりも低いので軟らかく、歯にやさしい。

← 硬い　　　　　　歯　　　　　　軟らかい →

モース硬度	10	9	8	7	6	5	4	3	2	1
標準物質	ダイヤモンド	コランダム(鋼玉)	トパーズ(黄玉)	石英	正長石	燐灰石	蛍石	方解石	石こう	滑石
化学式	C	Al_2O_3	$Al_2SiO_4(OH,F)_2$	SiO_2	$KAlSi_3O_8$	$Ca_5(PO_4)_3(OH,F,Cl)$	CaF_2	$CaCO_3$	$CaSO_4 \cdot 2H_2O$	$Mg_3Si_4O_{10}(OH)_2$
歯みがきペーストに配合されている研磨剤または清掃剤	ダイヤモンドパウダー	アルミナ	—	無水ケイ酸(シリカ)	パミス	ハイドロキシアパタイト	炭酸マグネシウム	炭酸カルシウム(Lime粒子)	—	—

一般的な美白系歯みがき剤　　　　　　　　　　　　　　　ルシェロ歯みがきペースト ホワイト

※モース硬度は、おもに鉱物の引っ掻き硬さを表す尺度です

図4
Lime 粒子の粒径が小さいだけでなく、モース硬度も歯より低いことから
歯面へのダメージが少ない（ジーシー資料を一部改変）

2）プロフェッショナルケアの有効性

Wall01（P.006）、JUMP UP! ①（P.074）や JUMP UP! ⑤（P.084）で述べたように、ホワイトニング直後のフッ化物や CPP-ACP などによる再石灰化の有効性は明らかにされている。その背景には、Wall07（P.090）で解説したように、ホワイトニング直後は歯の表面にペリクルが存在しないためフッ化物などが歯質に浸透しやすいということが推測できる。そして、再石灰化は漂白効果によって切断された変色物質の無機質との二重結合部にも作用する。したがって、ホワイトニング直後のフッ化物や CPP-ACP を含有した歯面研磨ペーストでの PMTC や、それらを含む材料でのパッキングは色調の後戻りを防ぐために効果的となる。

図5は、フッ化物を含まない歯面研磨ペースト（プレサージュ：松風）で歯面清掃したエナメル質表面の電子顕微鏡像（コントロール）と10％過酸化尿素のホームホワイトニング剤（NITE ホワイト・エクセル：デンツプライシロナ〈フィリップス〉）で6時間漂白した後のエナメル質表面の電子顕微鏡像、オフィスホワイトニング（ハイライト：松風）を3回行った後のエナメル質表面の電子顕微鏡像を示す。

ホワイトニング後のエナメル質表面は若干の凹凸が認められた。レーザーを用いた非接触型の表面粗計にて測定したところ、数マイクロ程度の微小な凹凸であった。このホワイトニング後の歯をフッ化物を含有した歯面研磨ペーストで歯面研磨し、再石灰化溶液に保存したところ、数時間後にはコントロールと同様の歯面性状に変化した。

ホワイトニング直後の歯面におけるこのような変化が色調の後戻りを防止し、タッチアップまでの期間を延長させることにつながると考えられる。

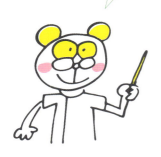

ちょっとした一手間で後戻りを防げます。

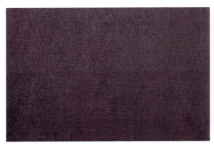
コントロール

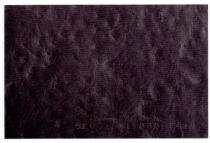
NITE ホワイト・エクセル 6 時間後

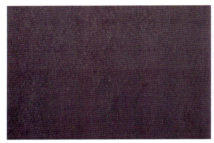
コントロール

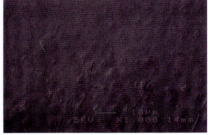
ハイライト 3 回

図5 ヒトエナメル質
ホワイトニング後のエナメル質表面には若干の凹凸が認められたものの、フッ化物を含有した歯面研磨ペーストで歯面研磨し、再石灰化溶液に保存したところ、数時間後には歯面性状が回復した

エピソード症例

　図6に「他院でホワイトニング治療をしたものの、満足できなかった」ことを主訴に来院した30歳・女性の口腔内写真を示す。患者によると、上顎のみホームホワイトニングしたところ白くはなったものの効果が持続せず、すぐに後戻りしてしまい、担当歯科医師に相談すると患者の歯質はホワイトニングに適さないといわれたとのことであった（Dr/DH サブカルテ①）。

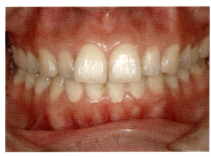
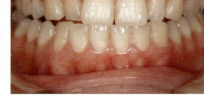

図6
他院で「ホワイトニング治療をしたものの、満足できなかった」ことを主訴に来院した30歳・女性の口腔内

　本症例は色調の主観的な診査（図7）ならびに客観的な診査（図8）からも簡単なケースといえる。患者には色調を維持するためには、セルフケアとプロフェッショナルケアが重要であることを説明し、ホームホワイトニングを提案した（Dr/DH サブカルテ②）。

Dr/DH サブカルテ①より
患者さんはとてもおとなしいタイプです。前医の説明に納得がいかないようです。

Dr/DH サブカルテ②より
前医の批判は控え、当院にも一度ホワイトニングをさせていただくチャンスをくださいと伝えたところ、患者さんは不安そうではあったがホワイトニングに同意した。

| JUMP UP! ❹ ホワイトニングの術前診査 ▶ P.080 | JUMP UP! ❼ 歯の変色 ▶ P.088 |

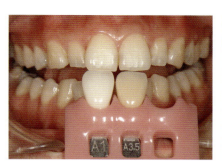

図7
色調の主観的な診査では簡単なケースといえる

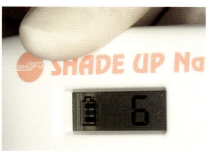

図8
色調の客観的な診査でも簡単なケースといえる

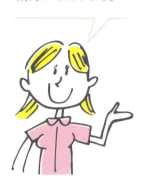

きちんとした説明をすれば、患者さんにも納得いただけます。

　患者の希望によりホームホワイトニングを開始した（図9）
　図10に2週間後の同部位を示す。色調の主観的な診査（図11）ならびに客観的な診査（図12）からも漂白効果が確認できた。患者の満足が得られたため、漂白後の歯面をフッ化物含有のペーストにて歯面研磨した（図13）。歯面研磨後、フッ化物を塗布した（図14）。

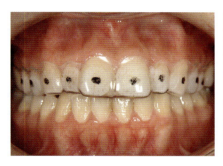

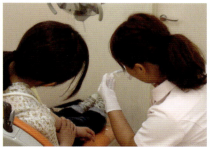

図9
患者に色調を維持するためにはセルフケアとプロフェッショナルケアが重要であることを説明し、ホームホワイトニングを開始した

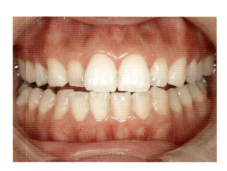

図10
2週間後の同部位

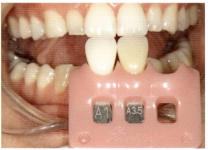

図11
色調の主観的な診査では漂白効果が確認できた

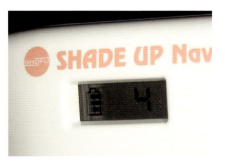

図12
色調の客観的な診査でも漂白効果が確認できた

Wall 08　099

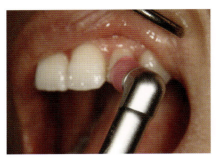

図13
漂白後の歯面をフッ化物含有のペーストにて歯面研磨した

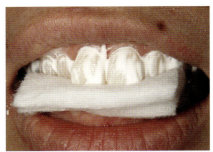

図14
歯面研磨後、フッ化物を塗布した

　患者が下顎のホワイトニングも希望したため開始した（図15、Dr/DHサブカルテ③）。2週間後の同部位を図16に示す。下顎も漂白効果が得られたため、あらためてセルフケアとプロフェッショナルケアが重要であることを説明し、タッチアップに移行した（図17）。

　図18に3ヵ月後のメインテナンス来院時の同部位を示す。タッチアップは1回も行っていないとのことであった。色調の主観的な診査（図19）ならびに客観的な診査（図20）からも若干の後戻りはあるものの漂白効果を維持している。メインテナンスではセルフケアのチェックとプロフェッショナルケアによる歯面研磨とフッ化物塗布を行った。

> **Dr/DHサブカルテ③より**
> 前医のときはすぐに後戻りしたのに、今回は漂白効果を維持できていることに患者さんは満足している。これなら下顎も白くしたいといっていた。

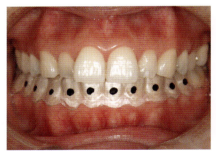

図15
患者が下顎のホワイトニングも希望したため開始した

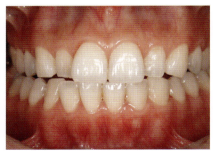

図16
2週間後の同部位

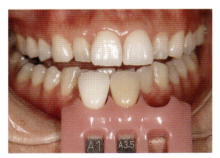

図17
下顎も漂白効果が得られたため、あらためてセルフケアとプロフェッショナルケアが重要であることを説明しタッチアップに移行した

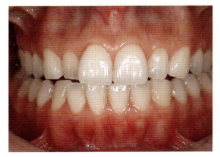

図18
3ヵ月後のメインテナンス来院時の同部位。タッチアップは1回も行っていないとのことであった

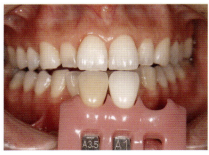

図19
色調の主観的な診査では若干の後戻りはあるものの、漂白効果を維持している

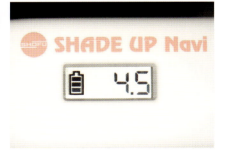

図20
色調の客観的な診査でも若干の後戻りはあるものの、漂白効果を維持している

| JUMP UP! ⑩ タッチアップをどのように捉えるか ▶ P. 146 |

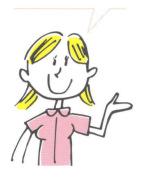

患者さんのセルフケアのモチベーションも大切な要素です。

　その後も患者は定期的にメインテナンスに来院した。1年後の同部位を図21に示す。患者は色調に満足しており、タッチアップは行っていないとのことであった。良好なセルフケアと定期的なメインテナンス時のプロフェッショナルケアによって、若干の後戻りはあるものの、漂白効果は維持できている。おそらくタッチアップを行えば漂白効果はより高いレベルで維持できると思われた（Dr/DH サブカルテ④）。

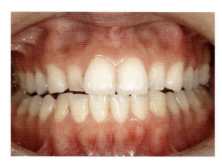

図21
1年後の同部位。タッチアップは行っていないものの、良好なセルフケア、定期的なメインテナンス時のプロフェッショナルケアによって若干の後戻りはあるものの、漂白効果は維持できている

Dr/DH サブカルテ④より
初診時はおとなしかった患者さんですが、いまでは笑顔がみられるようになり、楽しそうにメインテナンスに通ってくれています。

Wall 08 壁の乗り越え方のまとめ

「ホワイトニング後のセルフケアとプロフェッショナルケアの方法がわからない」壁の乗り越え方

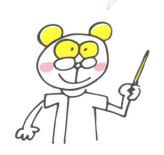

プロケアとセルフケアの役割をしっかり患者さんに伝えることが重要です。

　良好なセルフケアは、歯肉の炎症を予防しつつ歯の表面を再石灰化させることによりホワイトニングの効果を持続させることができる。さらにステインの除去効果の高い歯磨剤を併用すればステインの沈着を予防できる。
　また、定期的なプロフェッショナルケア時にフッ化物含有のペーストで歯面研磨した後パッキングすることで、歯の表面を再石灰化させ、滑沢にすることができる。それにより白さを維持し、タッチアップまでの期間を延長させることができる。

Wall 08

ホワイトニングの壁

ホワイトニングによる
知覚過敏の対応がうまくできない

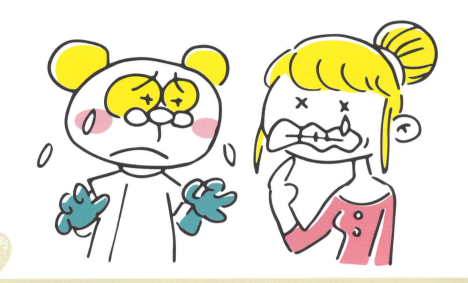

Wall 09

壁の乗り越え方
▼

ホワイトニングによる
知覚過敏の発生機序を理解する

　日常生活で発症する知覚過敏症とホワイトニング後に発症する知覚過敏症には、どのような違いがあるのだろうか。その違いを理解し、患者に説明・対応していくことが、患者に安心感を与えるだけでなく効果的なホワイトニングにつながる。

1）日常生活で発症する知覚過敏症

　日常生活で発症する知覚過敏は、露出象牙質に機械的刺激（温度刺激、圧力、化学的刺激、乾燥）が加わることにより生ずる一時的な疼痛（約5秒以内）をいう[1]（図1）。図2に示すように知覚過敏による疼痛はおもに神経のA線維が中心で、その自由神経終末は歯髄外層から象牙質深層に存在する[2]。象牙質知覚過敏症の発症機構は諸説あるが、現在は動水力学説（象牙細管内溶液が外来刺激により移動し、神経線維終末が興奮する）と知覚受容複合体説（象牙芽細胞のTRPチャネル[3]［機械受容チャネル］が細管内溶液の移動を感知する）の2つが注目されている（図3）。

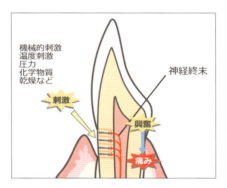

図1
日常生活で発症する知覚過敏は、露出象牙質に機械的刺激が加わることにより生ずる一時的な疼痛（約5秒以内）

歯痛	ニューロン	局在性	閾値	痛みの原因	痛みの性質	分布率
象牙の痛み	Aδニューロン	良い	低い	象牙質に加えられた刺激（象牙細管内溶液移動を伴う）	一過性の鋭い痛み 速い痛み（Fast Pain）	20〜30％
歯髄の痛み	Cニューロン	悪い	高い	歯髄内炎症	持続性な鈍い痛み 遅い痛み（Slow Pain）	70〜80％

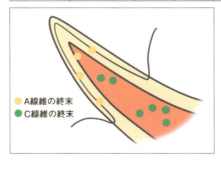

図2
知覚過敏による疼痛は主に神経のA線維が中心で、その終末は歯髄外層から象牙質深層に存在する

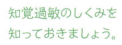

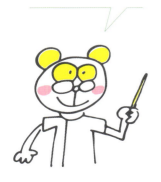

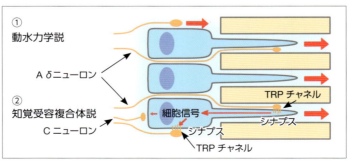

図3
知覚過敏症の発生機構として動水力学説と知覚受容複合体説があり、動水力学説が有力とされている

2）ホワイトニングで発症する知覚過敏症

（1）ホワイトニング中の知覚過敏

　JUMP UP! ⑤（P.084）で述べたように、ホワイトニング剤はエナメル質の小柱間隙やクラック、エナメル葉から浸透し、エナメル - 象牙境で広がり象牙質に浸透する。また、歯質構造から考えるとエナメル質は刺激物質を透過しやすい[4]。したがって、ホワイトニングにより象牙細管内容液の移動が起こるだけでなく、歯髄神経の過敏化と分布の変化が起こるため、ホワイトニング中に知覚過敏が発症する[5]。

［オフィスホワイトニング中に知覚過敏が生じた場合］

対応1：まず歯質への光照射出力を低くする。コスモブルー（図4、ジーシー）の場合は High モードから Low モード（High の70％の出力）へ変更する。それでも症状が出る場合は、pulse（High の出力で2秒 On、1秒 Off）モードに変更する。ただし光照射出力を低くした場合、ホワイトニング効果が低くなるので可能であれば照射時間を長くする。

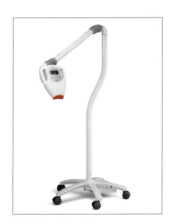

図4
コスモブルー（ジーシー）は High モード、Low モード、pulse モードの3つの出力がある

対応2：照射出力のコントロールで症状が消失しない場合は、施術回数を減らす（例えば、ティオン オフィスの場合は通常3回）。本対応によりホワイトニング効果が十分に得られない場合は、後日あらためてオフィスホワイトニングを行うか、ホームホワイトニングに変更する。

［ホームホワイトニング中に知覚過敏が生じた場合］

対応1：筆者の場合は通常1日6時間程度、毎日マウストレーを装着し、2週間継続することを推奨しているが、知覚過敏が生じた場合、その程度により2日〜3日間に一度の装着にする。この際患者には、連続使用よりもホワイトニングジェルをしっかり使い切ることの重要性を説明し、ホームホワイトニングの間隔を空けても最終的に効果に大差のないことをしっかりと理解してもらうことが重要となる。

対応2：装着期間のコントロールで症状が消失しない場合は、1日の装着時間を短くする。短くすることでホワイトニング効果は低くなるため、回数を増加させる。

（2）ホワイトニング直後の知覚過敏

すでにWall07（P.090）で解説したように、ホワイトニング直後の歯面にはペリクルが存在しない。ペリクルは外来刺激からエナメル質を保護し、知覚過敏に対する防御にも役立っている[4]。ペリクルの成長期間と過酸化水素濃度から考えると、多くの場合、オフィスホワイトニング後の知覚過敏は約24時間以内に、ホームホワイトニング後の知覚過敏は約4時間以内に消失する。

対応1：ホワイトニング後の知覚過敏症状は時間が経過すれば必ず消失するので、何もせずに経過を観察する。患者が希望する場合は頓服薬を服用することも可能。

対応2：機械的刺激の伝達路となるエナメル質の小柱間隙やクラック、エナメル葉などを閉鎖する（図5）。図6に閉鎖法としてホワイトニング後に効果的な知覚過敏抑制材の種類を示す。これらの使用法は製品の特徴により異なるが、ホワイトニング後の歯面研磨に用いたり、歯面に塗布したりする。可能であればホームホワイトニングのマウストレー内に塗布し、15～60分装着してパッキングする。

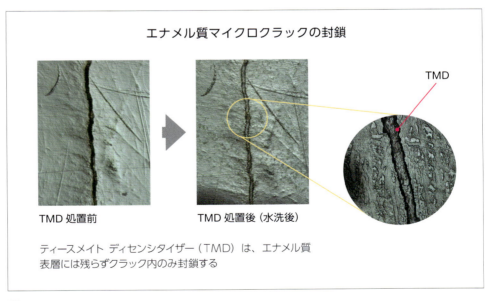

図5
ティースメイト ディセンシタイザー（クラレノリタケデンタル）によるエナメル質マイクロクラックの封鎖（クラレノリタケデンタルの資料を一部改変）

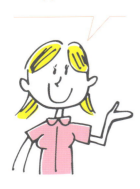

ケースに応じた対応が必要なんですね。

種類	シュウ酸系	再石灰化系	グルタルアルデヒド系
製品名称	● MS コート Hys ブロックジェル 　MS コート ONE 　MS コート F（サンメディカル） ● スーパーシール（Phoenix Dental） ● メルサージュ ヒスケアジェル（松風）	● フッ化物 ● CPP-ACP（MI ペースト：ジーシー） ● クリンプロ クリーニング ペースト PMTC 用（3M）	● グルーマ ディセンシタイザー（Heraeus Kluzer）
作用機序	Ca をシュウ酸で溶解し析出物で封鎖 （カリウムイオンが刺激の伝達をブロックする場合もある）	再石灰化により封鎖	タンパク（とくに象牙細管内）を凝固させ、封鎖
特徴	● 歯肉への刺激（低 pH）がある ● 封鎖物形成に歯質の脱灰を必要とする ● 即効性がある ● 広範囲に塗布しにくい（ジェルタイプを除く）	● 即効性がない ● CPP-ACP は牛乳アレルギーのある患者には使用できない ● パッキングとして応用できる	● グルタルアルデヒドの強い皮膚刺激性がある ● エナメル質には効果が低い ● 広範囲に塗布しにくい

種類	ハイドロキシアパタイト系	グラスアイオノマー系	
製品名称	● ティースメイト ディセンシタイザー（クラレノリタケデンタル）	● ケアダインシールド（ジーシー）	
作用機序	ハイドロキシアパタイトにより封鎖	バイオユニオン™（イオンの放出とクリスタル粒子の形成）により封鎖し、知覚過敏抑制効果を発揮する	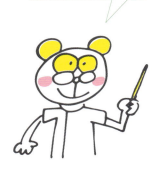
特徴	● 持続的 ● ハイドロキシアパタイトの生成に時間を要する（20〜30 分で生成が始まり 24 時間で完全に硬化する）	● 即効性かつ持続的 ● 粉液タイプのため広範囲に塗布しにくい	

図 6
ホワイトニング後に効果的な知覚過敏抑制材の種類

知覚過敏抑制材の大きな特徴としては、
① シュウ酸系のイオン析出物による閉鎖は即効性があるが持続性がない
② 再石灰化系やハイドロキシアパタイト系やグラスアイオノマー系は遅延性であるが持続性がある
ということができる。

この両方の作用を同時に発揮できる製品の1つにウルトライーズ（ウルトラデント）がある。本製品はシュウ酸カリウム（即効性、非持続性）、フッ化ナトリウム（遅延性、持続性）を含む。マウストレーがある場合はウルトライーズのジェル（図7）をマウストレー内に塗布し、15〜60分間保持する（図8）。オフィスホワイトニングの場合はウルトライーズ トレー（図9）を用いる。まずウルトライーズ トレーを装着し（図10）、外側のトレーのみ除去する（図11）。下顎も同様に行い（図12）、15〜60分間保持する（図13）。

活用できる製品もさまざまです。

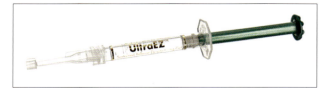

図 7
ウルトライーズ（ウルトラデント）

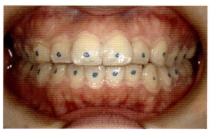

図 8
ウルトライーズのジェルをマウストレー内に塗布し、15〜60分間保持する

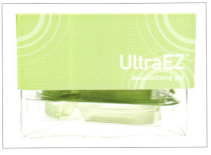

図9
オフィスホワイトニングの場合は、ウルトライーズ トレーを用いる

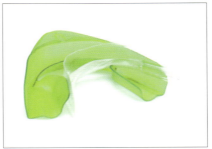

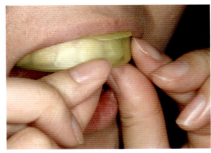

図10
マウストレーがない場合はウルトライーズ トレーを装着する

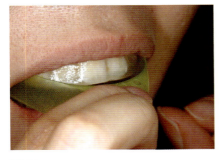

図11
ウルトライーズ トレーの外側のみ除去する

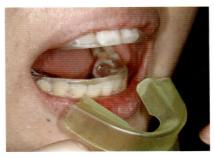

図12
下顎も同様に行う

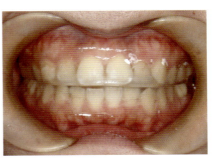

図13
ウルトライーズ トレーを15〜60分間保持する

エピソード症例

図14に転倒により 1|1 が破折した27歳・女性の口腔内写真を示す。X線写真診査では破折線が骨縁下に達していたため（図14）根管治療後、限局矯正にて歯を挺出させた（図15、Dr/DH サブカルテ①）。

> **Dr/DH サブカルテ①より**
> 患者さんは出勤途中に貧血で階段から転倒したそうです。緊急処置を行った歯科医院では、抜歯後にインプラント治療を提案されたとのこと。歯の保存を強く希望しています。

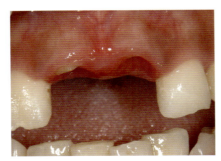

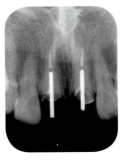

図14
転倒により上顎中切歯が破折した27歳女性の口腔内

X線写真診査では破折線が骨縁下に達していた（テンポラリークラウン装着時）

Wall 09　107

3ヵ月後には、フェルール効果（クラウンを維持するための歯質）を獲得できた（図16）。その後、ファイバーポストレジンコアを装着した（図17、Dr/DHサブカルテ②）。患者がホワイトニングを希望したため、患者が最終的にイメージする色調のプロビジョナルレストレーションを装着した（図18）。診査の結果、ホワイトニング後に修復処置が必要な本症例にはホームホワイトニングが適切と判断した（図19）。そこで、ホームホワイトニング（ティオン ホーム使用）を開始した（1日約6時間、毎日マウストレーの装着を指示、図20）。

図21に1週間経過後の同部位を示す。

> **Dr/DHサブカルテ②より**
> この時点で患者さんに歯の保存が確実となったことを伝えた。ご本人はとても喜んでくれた。せっかくなら歯を白くしたいとのこと。

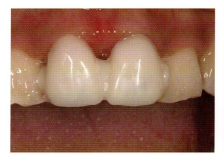

図15
根管治療後、限局矯正にて歯を挺出させた

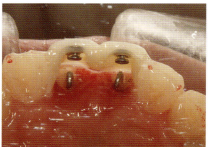

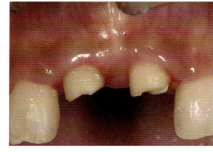

図16
3ヵ月後には、フェルール効果（クラウンを維持するための歯質）を獲得できた

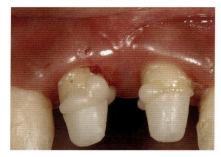

図17
ファイバーポストレジンコアを装着した

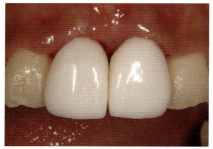

図18
患者がホワイトニングを希望したため、患者が最終的にイメージする色調のプロビジョナルレストレーションを装着した

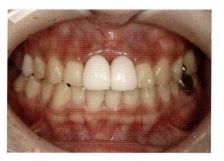

図19
診査の結果、ホワイトニング後に修復処置が必要な本症例にはホームホワイトニングが適切と判断した

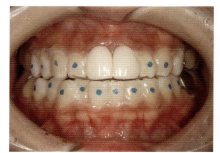

図20
ホームホワイトニング（ティオン ホーム使用）を開始した

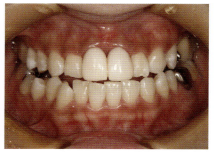

図21
1週間経過後の同部位。患者によるとホームホワイトニング後に軽度の知覚過敏が15〜30分程発症するとのこと

患者によるとホームホワイトニング後に軽度の知覚過敏症が15〜30分程発症するとのこと。そこでティースメイト AP ペースト（図22、クラレノリタケデンタル）を用いてホワイトニングした歯面全体を研磨した。歯面にペーストを残したまま放置し、30分は飲食しないよう指示した。また知覚過敏の程度が軽度なため、ホワイトニングのペースは引き続き「1日約6時間、毎日マウストレーの装着」とした。

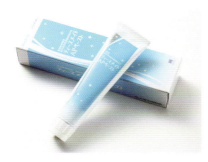
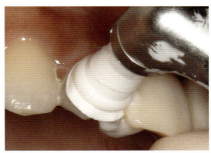

図22
ティースメイト AP ペースト（クラレノリタケデンタル）を用いて
ホワイトニングした歯面全体を研磨した

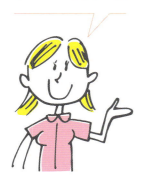

患者さんの状態を把握しながら指導することが大切です。

> **ワンポイントメモ**
>
> ホワイトニング後に発症する知覚過敏症は、日常生活で発症するものとは異なり、部位を特定できない。したがって、ホワイトニング後の歯面全体に知覚過敏抑制効果をもつ製品を作用させることが重要となる。

また、ホワイトニング中のホームケアには、950ppm のフッ化物を含むルシェロ 歯みがきペースト ホワイト（図23、ジーシー）によるブラッシングを指示した。図24にホームホワイトニングを2週間行った後、1〜2週間に1回のタッチアップ中の口腔内を示す。ホワイトニング後の知覚過敏は消失している。ホワイトニング開始から4ヵ月経過し、1|1 の歯肉が安定したので補綴処置を開始することとした（図25、Dr/DH サブカルテ③）。

Dr/DH サブカルテ③より
現在はホワイトニング後の知覚過敏は気にならないとのことで、ストレスなくタッチアップができているとのこと。

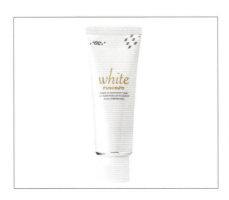

図23
ホワイトニング中のホームケアには950ppmのフッ化物を含むルシェロ 歯みがきペースト ホワイト（ジーシー）によるブラッシングを指示した

Wall 09　109

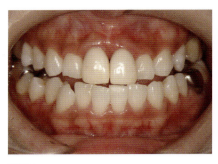
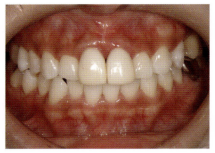
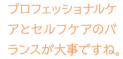

図24
ホームホワイトニングを2週間行った後、1～2週間に1回のタッチアップ中の口腔内

図25
1|1の歯肉が安定したので補綴処置を開始することとした

　図26にPFZクラウン（Porcelain Fused to Zirconia Crown：ジルコニアで作製されたフレームにポーセレンを築盛したCAD/CAMクラウン）装着直後の同部位を示す。図27に2週間経過後の同部位を示す。経過は良好である。

　図28に1年経過後、図29に2年経過後の同部位を示す（この間に金属をセラミックスに置換した）。タッチアップはときどき行っている。定期的なメインテナンス時のプロフェッショナルケアと良好なセルフケアにより、ホワイトニングによる知覚過敏は認められず、良好な漂白効果を維持している（Dr/DHサブカルテ④）。

> Dr/DHサブカルテ④より
> 事故前、1|1は捻転していたとのこと。患者さんは事故のおかげで、白く奇麗な歯並びになったと、ポジティブに考えていた。

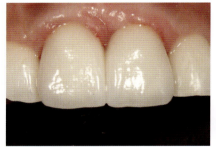
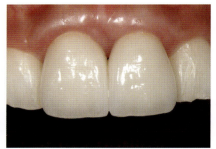
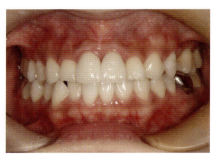

図26
PFZクラウン装着直後の同部位（補綴物作製は東海歯科医療専門学校 長谷川彰人氏による）

図27
2週間経過後の同部位。経過は良好

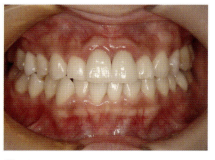
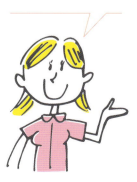

図28
1年経過後の同部位。タッチアップはときどき行っているが、知覚過敏症状は認められない

図29
2年経過後の同部位（この間に金属をセラミックスに置換した）。タッチアップはときどき行っている

> プロフェッショナルケアとセルフケアのバランスが大事ですね。

Wall 09 壁の乗り越え方のまとめ

「ホワイトニングによる知覚過敏の対応がうまくできない」壁の乗り越え方

①オフィスホワイトニング中に知覚過敏が生じた場合
対応1：まず歯質への光照射出力を低くする。ただし光照射出力を低くした場合、ホワイトニング効果が低くなるので可能であれば照射時間を長くする。
対応2：照射出力のコントロールで症状が消失しない場合は、施術回数を減らす。ホワイトニング効果が十分に得られない場合は、後日あらためてオフィスホワイトニングを行うか、ホームホワイトニングに変更する。

②ホームホワイトニング中に知覚過敏が生じた場合
対応1：ホワイトニングのペースを毎日から2～3日間に一度のペースにする。
対応2：装着期間のコントロールで症状が消失しない場合は、1日の装着時間を短くする。

③ホワイトニング直後の知覚過敏
対応1：ホワイトニング後の知覚過敏症状は、時間が経過すれば必ず消失するので、何もせずに経過を観察する。
対応2：機械的刺激の伝達路となるエナメル質の小柱間隙やクラック、エナメル葉などをホワイトニング後に効果的な知覚過敏抑制材を用いて閉鎖する（歯面研磨、塗布、パッキングなど）。

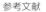
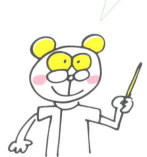

ケースに応じた適切な選択が重要です。

参考文献
1) 須崎 明：最新歯科用マテリアル120％活用法 もっと使えて、もっと活かせる！. クインテッセンス出版, 東京, 2014.
2) 澁川義幸ら：象牙質/歯髄複合体の侵害重要機構と象牙芽細胞機能. 日本歯科評論, 70 (10): 103-113, 2010.
3) 富永真琴：温度受容の分子機構 － TRPチャンネル温度センサー －. 日薬理誌, 124: 219-227, 2004.
4) 小林賢一, 小林千尋, 田上順次 監訳：TOOTH WEARと象牙質知覚過敏. 医歯薬出版, 東京, 2003.
5) 山本 寛：象牙質知覚過敏症を再考する. 歯界展望 132(2): 286-300, 2018.

ホワイトニングの壁

ホワイトバンドやホワイトスポットの対応がわからない

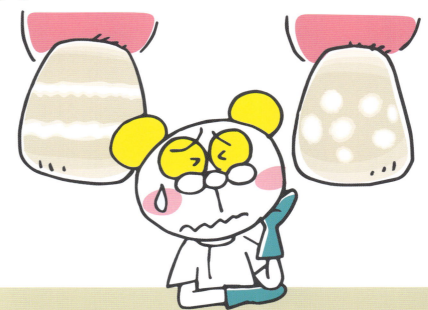

Wall 10

壁の乗り越え方
▼
ホワイトバンドやホワイトスポットの原因を理解する

　ホワイトニング後に白い部分が点状もしくは線状に強調され、まだらに白くなることがある。これはホワイトニングを継続することによって目立ちにくくなる。ここではその原因と対処法をエピソード症例を通して紹介する。

1）ホワイトニング開始後、縞模様（ホワイトバンド）や白斑（ホワイトスポット）が出てきたら？

　ホワイトニング開始直後に現れる縞模様（ホワイトバンド）や白斑（ホワイトスポット）はエナメル質の構造にヒントがある。ホワイトバンドはエナメル質に認められるレッチウス条（成長線）の横断面が集まったところ（周波条）で石灰化の低い部分に出現する（図1）。つまりホワイトニング直後に現れるホワイトバンドやホワイトスポットは、ホワイトニング剤が石灰化の低い部分の有機物と結合した変色の原因物質に作用し、石灰化不良な部分が露出するため白く見える。

　ホワイトニング開始直後は、ホワイトバンドやホワイトスポットが一時的に目立つことがある。オフィスホワイトニングの場合は、オフィスホワイトニングやホームホワイトニングによりホワイトニングを継続することでこれらは目立たなくなる。また、ホームホワイトニングの場合は、ホームホワイトニングを継続することにより同じく目立たなくなる。

　ホワイトニング開始直後にホワイトバンドやホワイトスポットが歯面に認められても、術者は焦らず、自信をもって患者にホワイトニングを継続するように伝えることがポイントなる。また、これらのことはホワイトニング前に患者に伝えておくべきである。

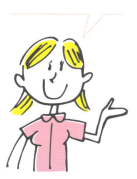
原因がわかれば焦らずにすみますね。

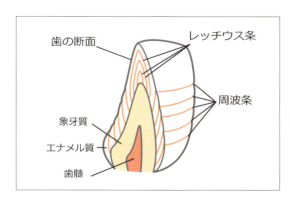

図1
ホワイトバンドやホワイトスポットは、エナメル質に認められるレッチウス条（成長線）の横断面が集まったところ（周波条）で石灰化の低い部分に出現する

エピソード症例

　図2にホワイトニングを希望した29歳の女性・口腔内写真を示す。まず上顎のみホームホワイトニングを開始した。図3にホームホワイトニング1週間後の同部位を示す。ホワイトスポットが認められたが、このままホームホワイトニングを指示した。このタイミングで下顎もホームホワイトニングを開始した。図4に上顎ホームホワイトニング3週間後、下顎ホームホワイトニング2週間後の同部位を示す。上顎のホワイトスポットは消失し、患者の満足が得られたため、タッチアップに移行した。

JUMP UP! ❺	
ホワイトニングの分類	▶ P. 144

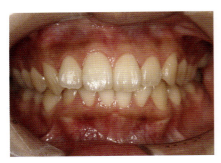

図2
ホワイトニングを希望した29歳・女性の口腔内

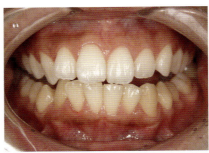

図3
ホームホワイトニング1週間後の同部位。ホワイトスポットが認められたが、このままホームホワイトニングを指示した

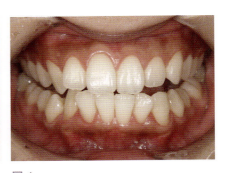

図4
上顎ホームホワイトニング3週間後、下顎ホームホワイトニング2週間後の同部位。上顎のホワイトスポットは消失した

エピソード症例

　図5に上顎のみのホワイトニングを希望した28歳・女性の口腔内を示す（Dr/DHサブカルテ①）。患者は結婚式を控えており、早く白くしたいとのことであった（Dr/DHサブカルテ②）。診査の結果、レーザーを併用したオフィスホワイトニングの後、同日にホームホワイトニングを開始することとした（図6）。黒色の反応剤と透明のホームホワイトニング剤を混和し、レーザー照射によりジェルを加温し、15分ほど放置した（図7）。

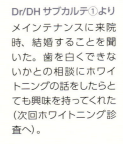

Dr/DHサブカルテ①より
メインテナンスに来院時、結婚することを聞いた。歯を白くできないかとの相談にホワイトニングの話をしたらとても興味を持ってくれた（次回ホワイトニング診査へ）。

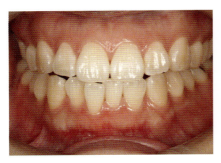

図5
上顎のみのホワイトニングを希望した28歳・女性の口腔内

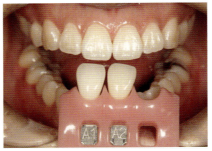

図6
レーザーを併用したオフィスホワイトニングの後、同日にホームホワイトニングを開始することとした

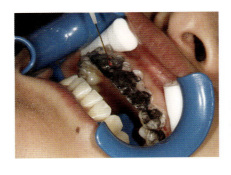

図7
黒色の反応剤と透明のホームホワイトニング剤を混和し、レーザー照射によりジェルを加温した。その後15分ほど放置した

Dr/DHサブカルテ②より
患者さんは上顎のみのホワイトニングを希望した。少しでも早く白くしたいとのことだったので、レーザーを用いてオフィスホワイトニング後、ホームホワイトニングを行うこととした。

Dr/DH サブカルテ③より
予想通りホワイトスポットが出現した。患者さんにはすでにこの点についてはしっかり伝え、了承済みなので問題なくホームホワイトニングに移行した。

Dr/DH サブカルテ④より
患者さんは結婚式の前撮りに間に合うととても喜んでいた。

その後、水洗し同様にレーザーホワイトニングを2回繰り返した。ホワイトニング後、歯の表面にはホワイトスポットやホワイトバンドが認められたが、そのままホームホワイトニングを指示した（図8）。図9にホームホワイトニング1週間（毎日）後の同部位を示す。一部ホワイトスポットが認められるが、引き続きホームホワイトニングを指示した（Dr/DH サブカルテ③）。図10にホームホワイトニング2週間後（2～3日に一度）の同部位を示す。ホワイトスポットも消失し、患者の満足が得られたので、タッチアップに移行した（Dr/DH サブカルテ④）。

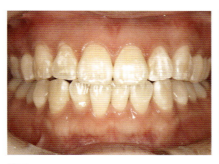 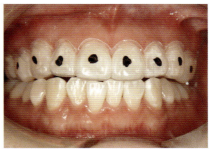

図8
ホワイトニング後、歯の表面にはホワイトスポットやホワイトバンドが認められたが、そのままホームホワイトニングを指示した

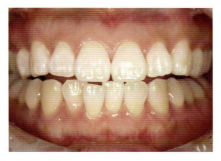 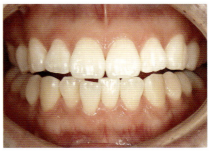

図9
ホームホワイトニング1週間（毎日）後の同部位。一部ホワイトスポットが認められるが、引き続きホームホワイトニングを指示した

図10
ホームホワイトニング2週間後（2～3日に一度）の同部位。ホワイトスポットも消失し、患者の満足が得られたので、タッチアップに移行した

図11に2ヵ月後の同部位を示す。患者はタッチアップをしていないとのことであった。図12に2年経過後の同部位を示す。妊娠、出産、授乳のため、ホワイトニングは行っていないが、良好なセルフケアと定期的なメインテナンス時のプロフェッショナルケアにより漂白効果を維持している（Dr/DH サブカルテ⑤）。

Dr/DH サブカルテ⑤より
結婚式を無事に終えたとのこと。とても幸せそう！ 笑顔が眩しい！

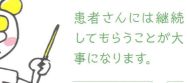

患者さんには継続してもらうことが大事になります。

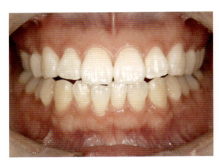

図 11
2ヵ月後の同部位。患者はタッチアップをしていないとのことであった

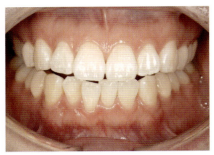

図 12
2年経過後の同部位。妊娠、出産、授乳のため、ホワイトニングは行っていないが、良好なセルフケアと定期的なメインテナンス時のプロフェッショナルケアにより漂白効果を維持している

ワンポイントメモ

　レーザーを使用したホワイトニングでは、筆者はCO_2レーザー（図13、図14）やNd:YAGレーザー（図15）を照射してホームホワイトニング剤を加温し、フリーラジカルを発生させ、15分程度放置することでホワイトニング効果を得ている。目安としては3回ほど繰り返して施術するが、本来のオフィスホワイトニングよりも漂白効果が低いため、レーザーホワイトニングの場合、ホームホワイトニングを併用することを筆者は推奨している。

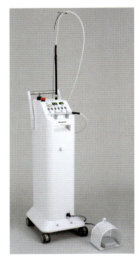

図 13
パナラス CO5Σ：パナソニックデンタル（現在、製造・販売終了）

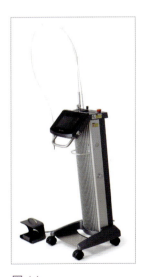

図 14
ベルレーザー プラス：タカラベルモント

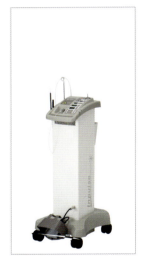

図 15
インパルス デンタルレーザー：インサイシブジャパン

CO_2レーザーの場合：透明なホームホワイトニングジェルにイソジン（ポビドンヨード）を若干加え、レーザーのエネルギーを吸収しやすくする。

JUMP UP! ❻
患者とのトラブルを
回避する治療承諾書　▶ P. 086

Nd:YAG レーザーの場合：透明なホームホワイトニングジェルに黒色の反応剤または酸化チタンの粉末（反応剤）を混和してレーザーのエネルギーを吸収しやすくする。ティオン ホーム プラチナの場合、ジェルに酸化チタンがすでに含まれているため、そのままレーザーを照射できる。
　黒色の反応剤として墨を用いることが一般的であるが、水洗では歯面から除去しにくい。そのため、レーザーホワイトニングの場合、黒色の反応剤として水洗で除去しやすい「茄子の歯磨剤」を用いるのが効果的である。

照射条件：出力やファイバー径により異なるが、筆者はレーザーを照射することによってホワイトニングジェルに気泡が発生し、若干煙が出るところまで加温するのを目安としている。

Wall 10 壁の乗り越え方のまとめ

「ホワイトバンドやホワイトスポットの対応がわからない」壁の乗り越え方

ホワイトニング開始直後に現れる縞模様（ホワイトバンド）や白斑（ホワイトスポット）の原因と対処法を患者に事前にしっかりと伝える。

〈対処法〉
オフィスホワイトニングの場合：オフィスホワイトニングや、ホームホワイトニングによりホワイトニングを継続する。
ホームホワイトニングの場合：ホームホワイトニングを継続する。

ホワイトニング後にホワイトバンドやホワイトスポットが歯面に認められると患者は不安になるものである。そこで上記の対処法について自信をもって伝え、患者を安心させることが重要となる。また、対処法を説明しても患者の不安を取り除けない場合は、いまの時点でホワイトニングを中止すれば、色調はすぐにもと通りになることを伝え、ホワイトニングを継続するか患者と十分に相談することも大切である。

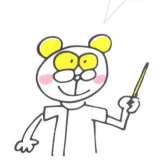

患者さんに不安をいだかせないように対処法をきちんと説明しましょう。

> ホワイトニングの壁

ホワイトニング後の
CR修復がうまくいかない

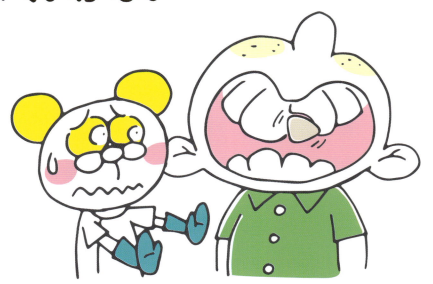

Wall 11

> 壁の乗り越え方
▼

ホワイトニング後の
歯質接着の特性を理解する

　ホワイトニング直後の歯の表面は、接着修復に不利な状況となる。その対処法を理解することが、ホワイトニング後のCR修復を成功させる鍵となる[1, 2]。

1）ホワイトニング直後は接着力が低下する

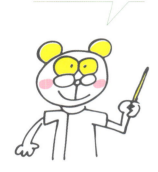

ホワイトニング剤から発生するフリーラジカルがボンディング材の重合阻害を起こします。

ホワイトニング直後は、接着力が低下するという報告は多い[3〜7]。その原因としては、被着体である歯質の脆弱化や微細構造変化によるもの、あるいはホワイトニング剤から発生するフリーラジカル（活性酵素）がボンディング材に与える影響（重合阻害）などが挙げられる。逆に、CR修復した歯にホワイトニングをした際の接着力に関しての報告はさまざまで、Dudekら[8]は、20%過酸化尿素でホワイトニングした場合、歯質接着強さの低下が認められたが、その程度は接着システムにより異なったと報告している。またBarcellosら[9]は、過酸化尿素の濃度が高くなるほど接着強さは低下したが、その傾向はエナメル質より象牙質のほうが弱かったと報告している。一方、鈴木ら[10]はCR修復した歯（メガボンド使用：クラレノリタケデンタル）の象牙質接着強さはホワイトニング（ハイライト：松風、ピレーネ：モリタ、オパールエッセンス：ウルトラデント）に有意な影響を示さなかったと報告している。筆者もホワイトニング後にCR修復し、再度タッチアップにてホワイトニングを行うことが多いが、臨床的に接着力の低下を実感することはない。

2）低下した接着力の回復

Bulutら[11]は10%のアスコルビン酸水溶液によってエナメル質の接着性を改善できると報告している。Gariciaら[12]、Brisoら[13、14]も同様に、ホワイトニング直後でもアスコルビン酸ナトリウムで前処理することで歯面に残留しているフリーラジカルを除去することができ、十分な接着力の回復が得られるとしている。また、Kawaiら[15]はTion Office（22.5%過酸化水素）で漂白したエナメル質に対し、4種類の還元材（0.02%白金ナノコロイド、0.002%白金ナノコロイド、10%アスコルビン酸水溶液、Accel：サンメディカル）を作用させたところ接着強さの回復を認めたと報告している。さらにその理由として、還元処理により被着面の残留フリーラジカルが除去されたと考察している。

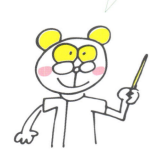

ホワイトニング剤による接着への影響は除去可能です。

また、Shinoharaら[16]、Bastingら[17]は漂白後約2週間、Turkunら[18]は漂白後約1週間で接着力が回復すると報告している。加えて、漂白の影響を受けたエナメル質に対しエッチング処理することによって接着力が向上するという報告もしている[5]。またSinkaiら[19]は、リン酸エステル系モノマーを含有する接着性プライマーはホワイトニング直後のエナメル質に対するCRの接着に有効であると報告している。これらの報告を参考にし、接着修復が必要な場合筆者は、ホワイトニング後に1週間ホワイトニングを中断し、CR修復やレジンセメントを用いた間接法による接着修復を行い、修復後タッチアップを再開することにしている。そしてCR修復時は被着面の歯質を一層削除し、新鮮面を露出させ、さらにエナメル質の被着面のみエッチング（セレクティブエッチング）した後、ボンディング処理を行っている[20]。

エピソード症例

図1に1|部の変色が気になると来院した30歳・男性の口腔内写真を示す（Dr/DH サブカルテ①）。診査の結果、1|部は外傷の既往があり、生活反応を示さなかった（図2）。さらに、根尖部には歯根嚢胞様の病巣が認められた（図3）。そこで感染根管治療後、歯根嚢胞摘出術を行った。図4に8ヵ月後の口腔内と図5にX線写真像を示す。根尖部の透過像も消失し、経過が良好であったため、ホワイトニングを開始することとした（図6）。診査の結果、次のような治療方針を立案した。

> **Dr/DH サブカルテ①より**
> 外傷後、症状がなかったため数年間放置していた。知人のDHの勧めで来院した。

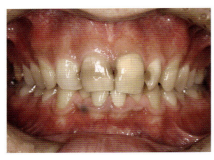

図1
1|部の変色が気になると来院した30歳・男性の口腔内

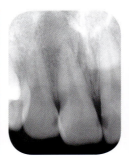

図2
1|部は外傷の既往があり、生活反応を示さなかった

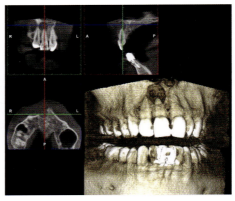

図3
根尖部には歯根嚢胞様の病巣が認められた

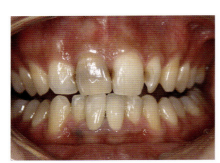

図4
8ヵ月後の口腔内

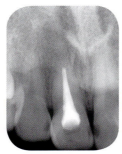

図5
8ヵ月後のX線写真

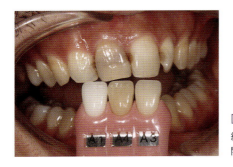

図6
経過が良好であったため、ホワイトニングを開始することとした

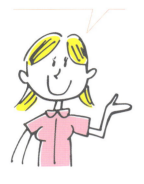

患者さんにホワイトニングを中止する理由を説明することも大切ですね。

① 1|部の髄腔を開拡したままホームホワイトニングを行う（患者の希望で上顎のみ）
② タッチアップを行いながらCR修復を行う
③ CR修復後は、1|部あるいはCRと歯質の色調の不調和が認められた際にタッチアップを行う

まず1|部の髄腔を開拡し、根管口付近をセルフアドヒーシブセメントで封鎖した（図7）。これにより漂白歯面へのボンディング材の付着を防止しつつ（CRで根管を封鎖する場合）、接着性材料による確実な根管口の閉鎖が可能となる。その後、髄腔を開拡したまま、ホームホワイトニング（ティオン ホーム：ジーシー）を開始した（図8）。2週間経過後、色調改善に対して本人の満足が得られたため、1|部をCR修復することとした（図9）。髄腔内に綿球を挿入し水硬性セメントで仮封した。接着力の回復のため、1週間はホワイトニングを中止することを患者に指示した。

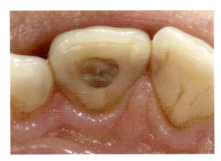

図7
1|部の髄腔を開拡し、根管口付近をセルフアドヒーシブセメントで封鎖した

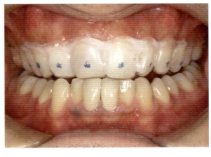

図8
髄腔を開拡したまま、ホームホワイトニング（ティオン ホーム：ジーシー）を開始した

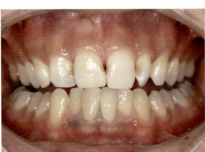

図9
2週間経過後、色調改善に対して本人の満足が得られたため、1|部をCRにて修復することとした

図10に1週間後の同部位を示す（仮封除去後）。前方滑走時に1|部にはしっかりと咬合接触を付与する必要があったため、歯根部と歯冠部を強固に一体化するべくファイバーポストを植立することとした（図11）。ファイバーポストが歯質内に収まるように長さを調節し、ポスト表面をシランカップリング処理。被着面を一層削除し、エナメル質のみエッチングし、ボンディング処理後CR修復を行った（図12）。

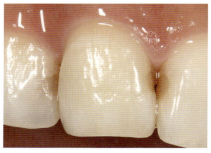
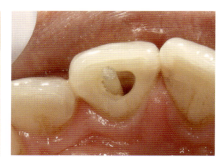

図10
1週間後の同部位（仮封除去後）

図11
前方滑走時に 1| 部にはしっかりと咬合接触を付与する必要があったため、歯根部と歯冠部を強固に一体化するべくファイバーポストを植立することとした

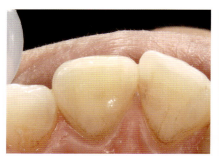
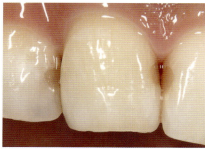

図12
被着面を一層削除して、エナメル質のみエッチングし、ボンディング処理後CR修復を行った

　 1| の修復治療後、患者には1週間に1回程度のタッチアップの再開を指示し、21|12 部のCR修復日の1週間前に1回タッチアップを行うように伝えた（Dr/DH サブカルテ②）。21|12 部のCR修復術前の口腔内を図13に示す。CR修復後の同部位を図14に示す。

　次にCR修復の色調のポイントを解説する。

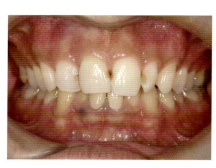
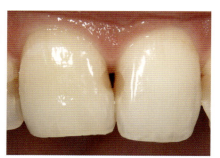
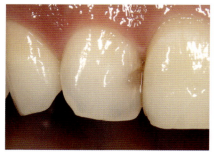
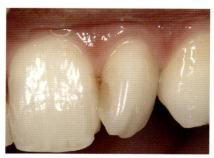

図13
21|12 部CR修復術前の口腔内

> **Dr/DH サブカルテ②より**
> 1| の色調も改善され、全体的に白くなったため本人はとても満足していた。今後は 1| やCR部の色調が周囲と違ってきたなと思ったときにタッチアップをするように勧めた。

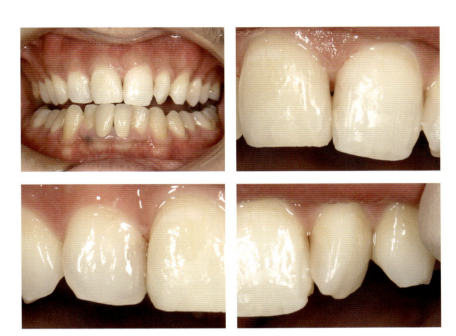

図14
CR修復後の 21|12 部

3）ホワイトニング後の歯質と色調適合性

　ホワイトニング後に歯質の色調は変化する。この変化する歯質の色調に対し、いかにしてCRの色調を調和させるかが成功の鍵となる。まずホワイトニングによって歯質の色調がどのように変化するか捉えることが重要となる。図15にL*a*b*表色系における色の三属性を示す。ホワイトニングにより明度（Lightness）のL*値は高くなる。また、色相（Hue）のa*値（緑－赤）の変化は少なく、b*値（青－黄）は減少する。一方、彩度（Chroma）のC*値は変化しない。すなわちホワイトニングにより歯質は鮮やかさを保ちながら、黄みおよび赤みが弱くなり、青味が強くなる。そして全体的に明るくなっていくことになる。つまり、ホワイトニングにより図中の3本の矢印の方向に歯質の色調が変化する。また、歯の色調は図16に示すように、基本的にラグビーボールのようなデンタルカラースペースの中に限定される。さらに1歯の部位別にみると歯頸部側の赤みが減少し、歯冠中央部との色相の差が小さくなり、全体的にメリハリのない明るい色合いとなる。逆に、切端部は透過性が増し、若干明度が減少する。

　したがって、ホワイトニング後は明度が上がるためCRのシェードは明度で選択する。具体的にいえば明度の高いブリーチングシェードやA1、B1などを選択すると色調が漂白後の天然歯に調和しやすい。また、ホワイトニング剤がCRの色調に与える影響についての研究報告を参考にすると、歯質の明度が上昇するにつれ、その背景色が変化するため、充填してあるCRの明度も上昇する傾向が認められるようである[21]。

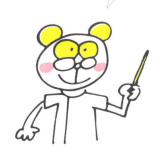

CRのシェード選択は、明度に注目することがポイントです。

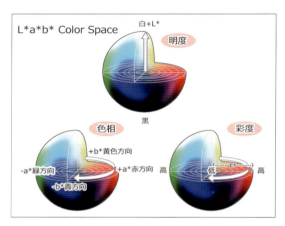

図 15
L*a*b* 表色系における色の三属性
(松風の資料を一部改変)

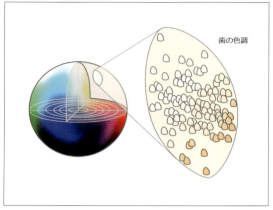

図 16
デンタルカラースペースの概念のイメージ
(松風の資料を一部改変)

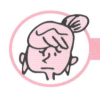

エピソード症例

　図17に、結婚式を控えホワイトニングを希望した29歳・女性の口腔内写真を示す。診査の結果、ホワイトニング後にCR修復が必要なこと、結婚式前に自分のタイミングでタッチアップができることなどの点から、ホームホワイトニングを行うこととした（図18、Dr/DHサブカルテ③）。図19に2週間経過後の同部位を示す。患者の満足が得られため、<u>1|1</u>のCR修復を行うこととした（図20）。（Dr/DHサブカルテ④）

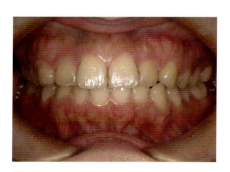

図 17
結婚式を控えホワイトニングを希望した29歳・女性の口腔内写真

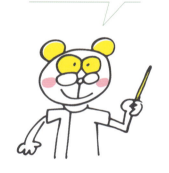

きちんと手順を踏むことで良好な結果を得られます。

Dr/DH サブカルテ③より
本人はすぐに白くなると思っていたようです。ホワイトニング期間を聞いて、結婚式に間に合うか不安といっていました。

Dr/DH サブカルテ④より
前撮りまでになんとか間に合った。CRは結婚式当日までに間に合えばよいということで納得してもらいました。

> JUMP UP! ⑫
> ホワイトニングと口腔内カメラ
> ▶ P.150

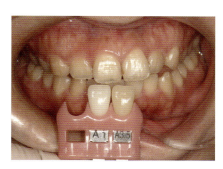
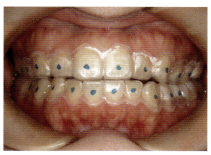

図18
ホワイトニング後にCR修復が必要なこと、結婚式前に自分のタイミングでタッチアップができることなどの点から、ホームホワイトニングを行うこととした

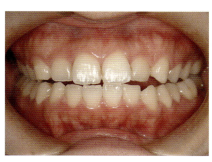
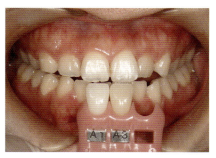

図19
2週間経過後の同部位

図20
患者の満足が得られため、1|1 のCR修復を行うこととした

> **Dr/DHサブカルテ⑤より**
> 歯の色調がコンプレックスだったとのこと。歯が白くなって患者さんはとても喜んでいました。結婚式はとびっきりの笑顔で!

ホワイトニングを中止した1週間後の同部位を図21に示す。CRを除去しエナメル質窩縁にベベルを付与した（図22）。そしてエナメル質のみ35％のリン酸（ウルトラエッチJ：ウルトラデント）にてエッチングし（図23）、水洗・乾燥後（図24）、ボンディング材（スコッチボンド ユニバーサル アドヒーシブ：3M）を塗布、エアーブローし、光照射した。その後、フィルテック シュープリーム ウルトラ フローコンポジットレジン（明度の高いA1シェードを選択、3M）を充填し（図25）、形態修正、研磨を行った（図26）。その後タッチアップを再開した。図27に2週間後の同部位を示す。経過は良好である（Dr/DHサブカルテ⑤）。

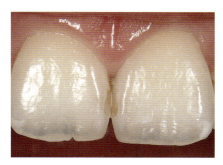
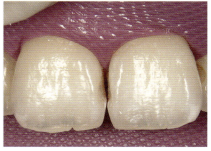

図21
ホワイトニングを中止した1週間後の同部位

図22
CRを除去しエナメル質窩縁にベベルを付与した

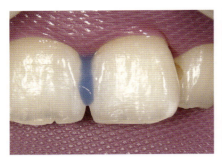
図23
エナメル質のみ35％のリン酸（ウルトラエッチJ：ウルトラデント）にてエッチングした

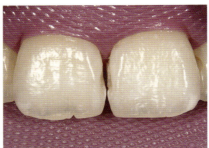
図24
水洗・乾燥した

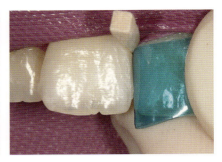
図25
フィルテック シュープリーム ウルトラフローコンポジットレジン（明度の高いA1シェードを選択、3M）を充填した

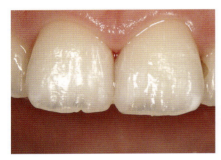
図26
充填後、形態修正、研磨を行った

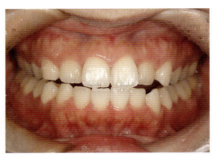
図27
2週間後の同部位。経過は良好である

　図28に1年経過後の同部位を示す。漂白効果を維持しており経過は良好である。タッチアップは 1|1 のCRの色調が周囲と不調和になってきたと感じたときのみ行っているとのことであった。転居のため当院最後のメインテナンスとなったが、転居先でも定期的なメインテナンスを受診するように患者に指示した（Dr/DHサブカルテ⑥）。

Dr/DHサブカルテ⑥より
大阪に引っ越すとのことで本日が当院最後のメインテナンスとなりました。妊娠中や授乳中はホワイトニングを控えるように伝えました。

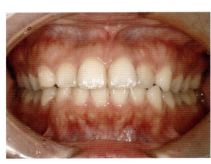
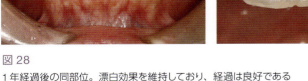
図28
1年経過後の同部位。漂白効果を維持しており、経過は良好である

Wall 11 壁の乗り越え方のまとめ

「ホワイトニング後のCR修復がうまくいかない」壁の乗り越え方

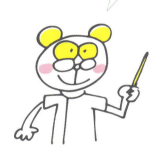

接着力の回復手順と明度に注目したCRのシェード選択が大切になります。

①低下した接着力の回復

- 還元材（0.02% 白金ナノコロイド、0.002% 白金ナノコロイド、10% アスコルビン酸水溶液、Accel：サンメディカル）を作用させる
- ホワイトニング後、1〜2週間ホワイトニングを中断する
- CR修復時は被着面の歯質を一層削除し、新鮮面を露出させ、さらにエナメル質の被着面のみエッチングする。

② CRのシェード選択

明度でシェードを合わせる。筆者の経験では、A1がファーストチョイスとなる。

参考文献
1) 須崎 明，ホワイトニングと接着，臨床に役立つ接着修復のすべて．医歯薬出版，東京，2006，103-108．
2) 須崎 明：コンポジットレジン修復の適材・適処（10）ホワイトニングとコンポジットレジン修復のコンビネーション．デンタルダイヤモンド，38(13)：64-69，2013．
3) AK Nour El-din, BH Miller, JA Griggs, C Wakefiled: Immediate bonding to bleached enamel, Oper Dent, 31(1): 106-114, 2006.
4) M Miyazaki, H Sato, T Sato, BK Moore, JA Platt: Effect of a whitening agent application on enamel bond strength of self-etching primers systems, Am J Dent, 17: 151-155, 2004.
5) 岸本麻実，神農泰生，穴吹優佳，中田 貴，田中久美子，西谷佳浩，吉山昌宏：各種漂白剤処理後のエナメル質に対する接着性の検討，日歯保存誌．53(6)：585-591，2010．
6) Titley KC, et al: Scanning electron microscopy observations on the penetration and structure of resin tags in bleached and unbleached bovine enamel. J Endod, 17(2): 72-75, 1991.
7) Sung EC, et al: Effect of carbamide peroxide bleaching on the shear bond strength of composite to dental boding agent enhanced enamel. J Prosthet Dent, 82(5) : 595-599, 1999.
8) Dudek M, et al: Effect of postoperative peroxide bleaching on the stability of composite to enamel and dentin bonds. Oper Dent, 38(4): 394-407, 2013.
9) Barcellos DC, et al: Effect of carbamide peroxide bleaching gel concentration on the bond strength of dental substrates and resin composite. Oper Dent, 35(4): 463-469, 2120.
10) 鈴木雅也，関 秀明，加藤千景，平 堅久，若木 卓，海老原隆，新海航一：漂白処置が既存コンポジットレジン修復の窩壁適合性と象牙質剪断接着強さに与える影響．歯科審美，26: 8-16，2013．
11) H Bulut, M Turkun, AD Kaya: Effect of an antioxidizing agent on the shear bond strength of brackets bonded to bleached human enamel, Am J Orthod Dentofacial Orthop. 129(2): 266-272, 2006.
12) Garicia EJ, et al: Immediate bonding to bleached enamel treated with 10% sodium ascorbate gel: a case report with one-year follow-up. Eur J Esthet Dent, 7(2): 154-162, 2012.
13) Briso AL, et al: Effect of sodium ascorbate on tag formation in bleached enamel. J Adhes Dent, 14(1): 19-23, 2012.
14) Briso AL, et al: Effect of sodium ascorbate on dentin bonding after two bleaching techniqus. Oper Dent, 38 : On line, 2013.
15) T Kawai, Y Madokoro, K Murakami, A Suzaki, N Arimoto, O Matsui, M Fujitani, A Senda: Resin-bond to bleached enamel is recovered by colloidal platinum nano particle application, 12th Biennial Meeting of AAAD/23rd Congress of JAED Program & Abstracts: 85, 2012.
16) MS Shinohara, AR Peris, LA Pimenta, GM Ambrosano: Shear bond strength evaluation of composite resin on enamel and dentin nonvital bleaching, J Esthet Restor Dent. 17(1): 22-29, 2005.
17) RT Basting, PM Freitas, LA Pimenta, MC Serra: Shear bond strength after dentin bleaching with 10% carbamide peroxide agents, Pesqui Odontol Bras. 18(2): 162-167, 2004.
18) M Turkun, LS Turkun: Effect of nonvital bleaching wit 10% carbamide peroxide on sealing ability of rejin composite restorations, Int Endod J. 37(1): 52-60, 2004.
19) Shinkai K, Wakaki S, Suzuki S, Katoh Y: The effect of tooth bleaching on the bond strength of an experimental primer to enamel. Odontology, 95(1): 38-43, 2007.
20) 須崎明：そうだったのか！CR修復　CR修復に悩んでいる人に読んで欲しい本：ヒョーロン・パブリッシャーズ，東京，2017．
21) 大城麻紀，安藤 進，色川敦士，天野紫乃，吉田武史，宮崎真至，岩崎圭祐，青島 裕：過酸化水素が光重合型レジンの色調変化に及ぼす影響．日歯保存誌 50(4)：493-499，2007．

> ホワイトニングの壁

ホワイトニング後の
補綴修復がうまくいかない

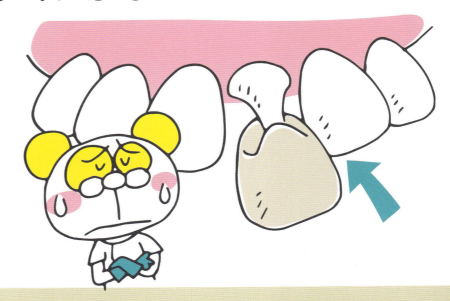

Wall 12

> 壁の乗り越え方

ホワイトニングによる
歯の色調変化について理解する

　すでに述べたようにホワイトニングによって歯の明度は上昇し、色調は彩度を保ちながら黄みが減少し、青みが増加する。ただし前歯の切縁部は明度が低く、歯頸部は赤みが残る傾向にある。この色調変化を踏まえて補綴修復を行う。
　これらの情報はあらかじめ担当歯科技工士と共有しておくのが望ましい。

1）ホワイトニングによる色調の変化

　図1～3にX-Rite SHADE VISIONシステム（生産終了商品）にてホワイトニング前後の色調変化を測定した結果を示す。Wall11（P.118）でも述べたが、図1のとおり色相（Hue：色み）の変化は黄みが減少し、赤みが増加する。さらにホワイトニングを続けると青みが増加する方向に移行する（図中の→）。しかし歯頸部は歯肉の色が透過するため、赤みが残る傾向にある。一方、図2の彩度（Chroma：鮮やかさ）はあまり変化していない。すなわち、ホワイトニングにより歯の色調は彩度を保ちながら黄みが減少し、青みが増加する（図中の→）。もちろん図3に示すように明度（Value/Lightness：明るさ）は上昇するが（図中の→）、前歯の切縁部は透過度が高くなり口腔内の暗さが透過するため、明度の上昇量は低い。

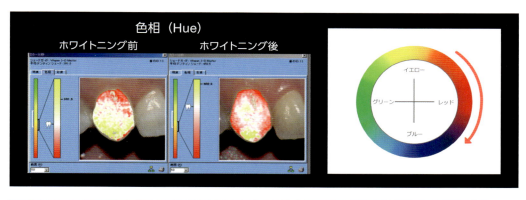

図1
ホワイトニング前後の色相（色み）の変化

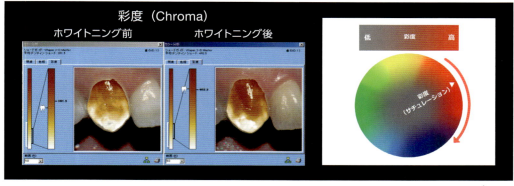

図2
ホワイトニング前後の彩度（鮮やかさ）の変化

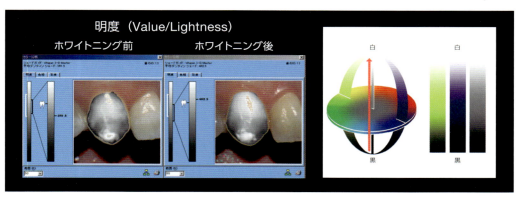

図3
ホワイトニング前後の明度（明るさ）の変化

2) ホワイトニング後の色調の特徴

　ホワイトニング後の歯質は光に当たると蛍光発色する傾向にある。修復材料も同じく蛍光発色するものは多いが、ジルコニアを用いたCAD/CAMクラウンは蛍光発色するだけでなく、金属を用いないため光透過性のコントロールがしやすい。したがって、筆者はホワイトニング後の補綴治療時には、ジルコニアを用いたCAD/CAMクラウンを使用し、フルカントゥアーのジルコニアクラウン（Monolithic Zirconia Crown：すべてジルコニアで作製したCAD/CAMクラウン）と、とくに高い審美性が要求される場合はPFZクラウン（Porcelain Fused to Zirconia Crown：ジルコニアで作製されたフレームにポーセレンを築盛したCAD/CAMクラウン）、といったように症例に応じて選択している。

エピソード症例

　う蝕と歯の色が気になるとのことで来院した26歳・女性の口腔内写真を図4に示す。

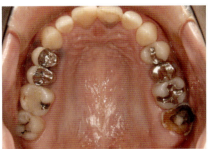
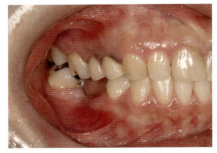
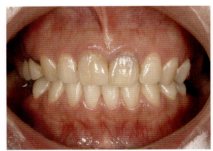
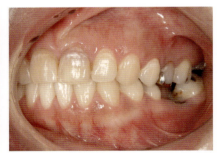
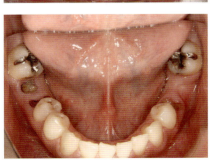

図4
う蝕と歯の色が気になるとのことで来院した26歳・女性の口腔内

> **Dr/DH サブカルテ①より**
> 歯科が苦手でどうしても治療が中断してしまうそうです。口のことが気になり恋愛に対して臆病になってしまうとのこと。今回は将来、結婚、妊娠することを考えて、独身のうちにしっかりと治療したいとのことです。

患者によると歯科医院が苦手で、通院するも治療が続かず何度も中断しているとのことであった。将来設計を考え、いまが時間と費用をかけられる最後のチャンスと思い、今回は中断することなく、しっかりと通院すると患者はいっていた（Dr/DH サブカルテ①）。図5にX線写真像を示す。下顎欠損部はインプラントにて修復、修復物が必要な部位はホワイトニング後に天然歯に調和した色調を希望した。

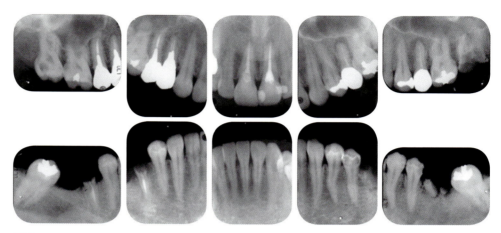

図5
初診時のX線写真像

ホワイトニングを開始するまでに、暫間修復ならびに歯周基本治療を行った（図6）。1|1部はクラウンによる修復を患者が希望したため、ホワイトニング後にPFZクラウンを装着することとした（Dr/DH サブカルテ②）。

> **Dr/DH サブカルテ②より**
> 患者さんは初診時の宣言通り、無断キャンセルもなく治療を継続している。ご本人はせっかくここまで治療しているのだから、最終的には白い歯で笑いたいといっていました。

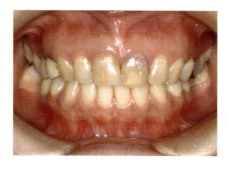

図6
ホワイトニングを開始するまでに、暫間修復ならびに歯周基本治療を行った

> **Dr/DH サブカルテ③より**
> ご本人は漂白効果に大満足！まだ治療は続くが、頑張りますとのことでした。

そこで1|1部をテンポラリークラウンに置換し、ホワイトニング診査を行った（図7）。客観的診査法ではシェードアップ ナビ（松風）の測定値が5.5を示し、軽度から中等度の変色と判断した（図8）。さらに主観的診査法により、ホワイトニングのゴールをW3（ヴィンテージ シェードガイド）に設定した（図9）。なお、ホワイトニング後に修復を行うため、色調のコントロールが容易なホームホワイトニングを選択した（図10）。ホワイトニングを開始して2週間経過後の同部位を図11に示す。漂白効果について患者の満足が得られたため、1週間に1回のタッチアップに移行した（図12）。ただし、色調の安定と接着強さを考慮し、治療前の1週間はタッチアップを行わないように指導した（Dr/DH サブカルテ③）。

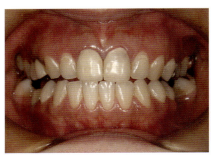

図7
1|1部をテンポラリークラウンに置換し、ホワイトニング診査を行った

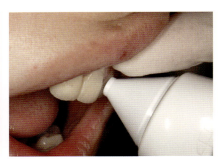

図8
客観的診査法ではシェードアップ ナビ（松風）の測定値が5.5を示し、軽度から中等度の変色と判断された

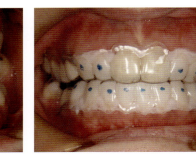

図9
主観的診査法によりホワイトニングのゴールをW3（ヴィンテージ シェードガイド）に設定した

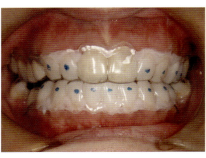

図10
ホワイトニング後に修復を行うため、色調のコントロールが容易なホームホワイトニングを選択した

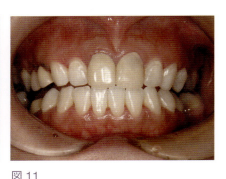

図11
ホームホワイトニング開始して2週間経過後の同部位

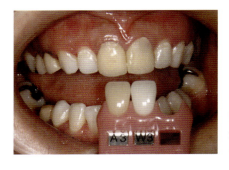

図12
漂白効果について患者の満足が得られたため、1週間に1回のタッチアップに移行した

　図13にジルコニアフレーム試適時の1|1部を示す。同時にアイスペシャルⅡ（松風、販売終了品）のシェード抽出モードを用いてシェードテイキングを行った（図14）。このモードでは1回の撮影で同時に2枚の画像を保存することができる（低反射モードと同一の画像と、歯冠色以外を無彩色に処理した画像）。歯冠色以外を無彩色に変換することで、目視評価時に色の錯覚（色相対比）が起こりにくくなる[1]。図15に1|1部にPFZクラウンを装着した直後の口腔内を示す。蛍光発色の強いジルコニアフレームを用いることで、ホワイトニング後の天然歯との色調の調和が得られている。図16に1週間経過後の同部位を示す。経過は良好である（Dr/DHサブカルテ④）。

> Dr/DH サブカルテ④より
> 今後1|1の色調を基準としてタッチアップを行うように指導しました。同時にホワイトニング・プリベンションの話もして、定期的なメインテナンスの重要性をお伝えしました。

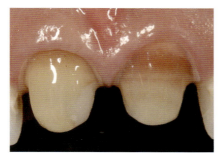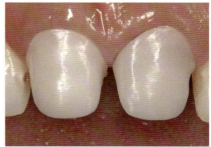

図13
ジルコニアフレーム試適時の 1|1 部

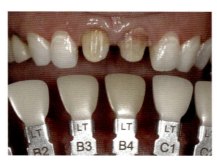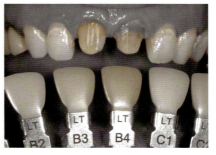

図14
アイスペシャルⅡ（松風、販売終了品）のシェード抽出モードを用いて
シェードテイキングを行った

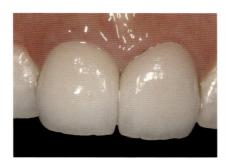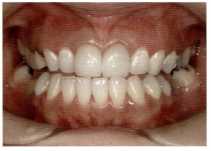

図15
1|1 部に PFZ クラウンを装着した直後の口腔内（修復物作製は東海
歯科医療専門学校 長谷川彰人氏による）

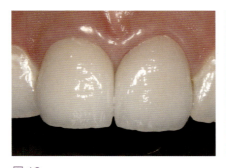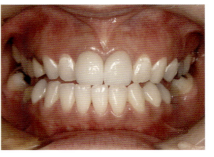

図16
1週間経過後の同部位。経過は良好である

図17に3年経過後の同部位を示す。経過は良好である。なおタッチアップは<u>1|1</u>部と周囲の天然歯との色調の不調和を感じたときに行っている（Dr/DH サブカルテ⑤）。

> **Dr/DH サブカルテ⑤より**
> 初診時の目標であった結婚を素敵な笑顔で迎えられました！ 今度は赤ちゃんが欲しいとのことでした。笑顔が眩しい！

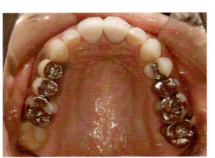
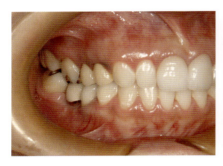
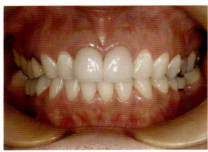
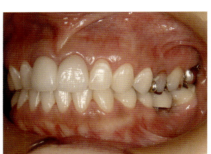
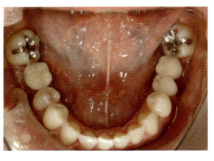

図17
3年経過後の同部位。経過は良好である

　図18に4年後の同部位を示す。患者は定期的にメインテナンスに通院している。図19に5年後の同部位を示す。タッチアップはときどき行っている。結婚式では自信をもって笑顔になれたとのことであった。図20に6年後の同部位を示す。この後、妊娠したためタッチアップを中止した。さらに今後、授乳が終わるまではタッチアップを中止することを指示した（Dr/DH サブカルテ⑥）。

> **Dr/DH サブカルテ⑥より**
> 初診時の宣言通り、来院が続いています。素晴らしい！ 年末に切迫流産で緊急入院したとのことでしたが、現在は母子共に健康とのこと。無事に赤ちゃんを出産してほしいです。

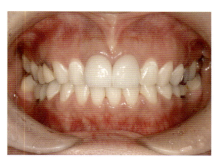 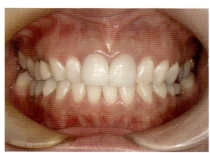 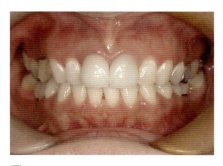

図18
4年後の同部位。患者は定期的にメインテナンスに通院している

図19
5年後の同部位。タッチアップはときどき行っている。結婚式では自信をもって笑顔になれたとのこと

図20
6年後の同部位。この後、妊娠したためタッチアップを中止した。さらに今後、授乳が終わるまではタッチアップを中止することを指示した

3）インプラントに対するフッ化物とホワイトニングの影響

歯科領域に用いられている純チタンおよびチタン合金（インプラント、義歯床、矯正材料など）のフッ化物による腐食に関する報告が多くされている[2]。腐食によりインプラント表面が粗面化し、その表面に細菌が多く付着することでインプラント周囲炎の原因となる危険性が懸念される。このような流れのなかで、現在ではプロフェッショナルケアで高濃度のフッ化物をインプラント表面に塗布することは避けるべきであるが、セルフケアでのフッ化物含有の歯磨剤や洗口液の使用は低濃度であるため問題ないとされている[3]。

またホワイトニング時に発生するフリーラジカルがインプラントの予後に与える影響も危惧されるが、現在ではその詳細は明らかにされていない[4]。したがって筆者は、オフィスホワイトニング時には歯肉保護材でインプラント周囲をしっかりと保護し、ホームホワイトニングではインプラント部に相当する部分のマウストレーには、ホワイトニングジェルを塗布しないようにしている。

図21に、エピソード症例で紹介したホームホワイトニング開始6年後のインプラント部のX線像を示す。本患者は1|1部と周囲の天然歯との色調の不調和を感じたときにタッチアップを行っているが、6年経過後もインプラント周囲炎は認められない。

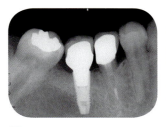 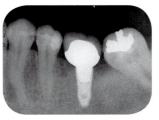

図21
エピソード症例で紹介した患者は、1|1部と周囲の天然歯との色調の不調和を感じたときにタッチアップを行っているが、6年経過後もインプラント周囲炎は認められない

Wall 12 壁の乗り越え方のまとめ

「ホワイトニング後の補綴修復がうまくいかない」壁の乗り越え方

　ホワイトニングにより歯の明度は上昇し、色調は彩度を保ちながら黄みが減少し、青みが増加する。ただし前歯の切縁部は明度が低く、歯頸部は赤みが残る傾向にある。これらの色調変化を補綴物に反映させる。

　また、ホワイトニング後の歯質は光を当てると蛍光発色する傾向にあるので、同じ特徴を持つジルコニアを用いて光の透過性を歯頸部から切縁部まで変化させることで歯の立体感を表現する。

　また、あらかじめ担当歯科技工士と十分に情報交換しておくことも重要となる。

明度と立体感を意識して見ることが大切になります。

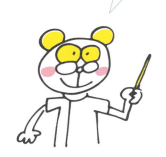

参考文献
1) 須崎 明：最新歯科用マテリアル 120％活用法　もっと使えて、もっと活かせる！．クインテッセンス出版, 102-106, 2014.
2) ヤマキン博士会（監修）：知っておきたい歯科材料の安全性．山本貴金属地金株式会社, 120-122, 2017.
3) 相田 潤, 小林清吾, 荒川浩久, 八木稔, 磯崎篤則, 井上英二, 晴佐久悟, 川村和章, 眞木吉信. フッ化物配合歯磨剤はチタン製インプラント利用者のインプラント周囲炎のリスクとなるか：文献レビュー．口腔衛生学会誌, 66(3): 308-315, 2016.
4) 武本真治：歯磨剤（口腔清掃剤）と金属修復物．日本歯科理工学会誌 36(6): 425-432, 2017.

JUMP UP!
より深く知るポイント⑧

マウストレーの形態あれこれ

1）マウストレーの辺縁形態

　筆者は多くの歯科医師や歯科衛生士から「ホワイトニングのマウストレーの辺縁形態はどのようなものが良いのか？」という質問をよく受ける。マウストレーには、歯頸部の形態に合わせたスキャロップドタイプ（図1）と直線的なトラディショナルタイプ（図2）がある。筆者は、それぞれの特徴を理解したうえで、医院での基本形態（筆者の医院では唇側はスキャロップドタイプ、口蓋側はトラディショナルタイプを基本形態としている：図3）を決め、ホワイトニング効果が得られない理由としてトレー形態が考えられる場合に、個別対応として形態を変えるのが望ましいと考えている。

　表1にスキャロップドタイプの利点と欠点、表2にトラディショナルタイプの利点と欠点を示す。

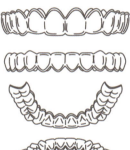
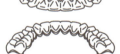

図1
スキャロップドタイプ

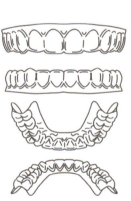

図2
トラディショナルタイプ

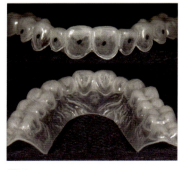

図3
筆者の医院では、唇側はスキャロップドタイプ、口蓋側はトラディショナルタイプを基本形態としている

表1　スキャロップドタイプの利点と欠点

利点	●トレー内面が歯肉に接する面積が小さいので違和感が少ない ●トレーの適合状態がわかりやすい
欠点	●トレーが変形しやすい（保管状態が悪いと永久変形となる。装着時に強い咬合力がかかると辺縁が歯肉から浮き上がりホワイトニングジェルが漏れやすい） ●トレーの作製に手間がかかる

表2　トラディショナルタイプの利点と欠点

利点	●トレーの作製が容易である ●トレーが変形しにくい
欠点	●歯肉にもトレーが覆うため、違和感が出る場合がある ●ホワイトニングジェルが歯肉に接触する面積が大きいため、患者によっては歯肉の痛みや違和感を訴える場合がある

2）レザボアは必要か

マウストレーを作製する際、ホワイトニングジェルを貯留させるスペース、すなわちレザボア（リザーバー）は必要なのであろうか。レザボア内の多くのホワイトニングジェルを歯面に接触させることにより、トレー内に唾液が混入したり、トレー外にジェルが流出したりしても、ホワイトニング効果が得られる。ただし、適合のよいマウストレーを作製すれば、レザボアの付与の有無はホワイトニングに影響を与えないという報告が多くされている。

図4にホームホワイトニングを希望した38歳・男性の口腔内写真を示す。患者協力のもと上顎右側のみレザボアを付与した。その後マウストレーを作製し（図5、HiLite Shade Up EVA Sheet：松風）、ホームホワイトニングを開始した（図6、HiLite Shade Up Gel 使用：松風）。図7に2週間経過後の同部位を示す。ホワイトニング効果に左右差は認められなかった。患者によると、ホームホワイトニング中、知覚過敏症状は認められなかったが、レザボアを付与しなかった左側はマウストレーに締めつけられている感じがしたとのことであった。

このようにレザボアの付与の有無はホワイトニング効果に影響を与えないものの、マウストレーの適合精度が向上している現在では、マウストレー自体の歯への圧迫感が患者の違和感や咬合痛、知覚過敏症状につながる場合がある。

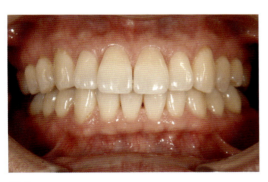

図4
ホームホワイトニングを希望した38歳・男性の口腔内

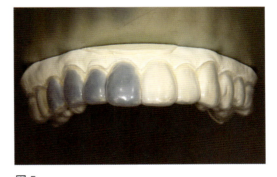

図5
上顎右側のみレザボアを付与し、マウストレーを作製した

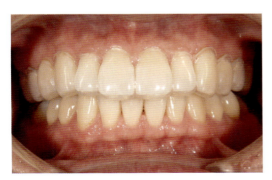

図6
ホームホワイトニングを開始した

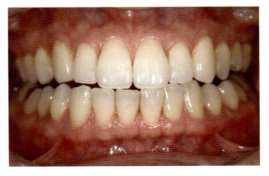

図7
2週間経過後、ホワイトニング効果に左右差は認められなかった

Type A デュロメーター 硬さ

ティオン トレーシート	EVA シート
61	91

※ Type A デュロメーター硬さは、ゴムなどの硬さを表す単位で、100を上限として数値が大きいほど硬い

デュロメーター 種類と測定範囲

	測定範囲
Type A	中硬さ用（A20〜90）
Type D	高硬さ用（>A90）
Type E	低硬さ用（<A20）

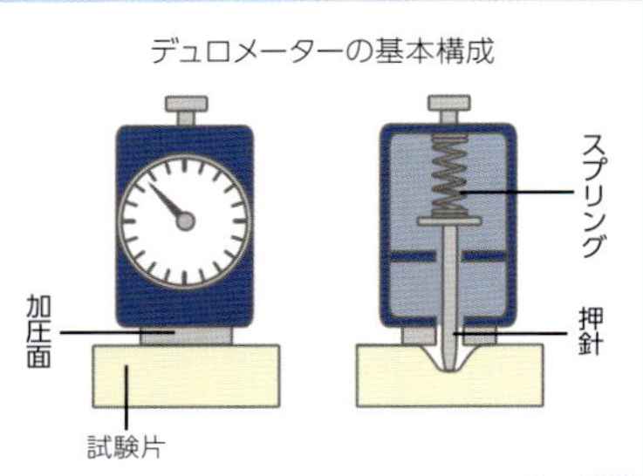

ティオン ホーム プラチナに使用されているポリオレフィン系のシートは、一般的にホームホワイトニング用トレーシートとして使用されているEVA（エチレン・ビニル・アセテート）シートと比較して、軟らかくソフトな装着感が得られる

図8
一般的なEVAシートとティオントレーシートとの比較（ジーシーの資料を一部改編）

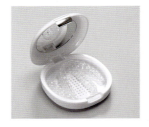

図9
ティオン ホームのトレーシートにはスチレン・イソプレン共重合体が用いられているため、柔軟性があり、装着感もソフトである。しかし外力により変形しやすいので、使用時以外はトレーケースに保存する

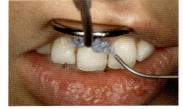

図10
正確な印象を採得するために寒天印象材を用いる

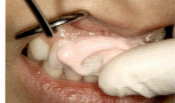

図11
正確な印象を採得するために、指に盛ったアルジネート印象材を歯面に擦り付ける

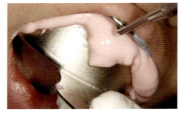

図12
アルジネートを盛ったトレーを齦頬移行部までしっかりと圧接する

　また、ホームホワイトニング時にマウストレーを強く噛みしめる患者においては、マウストレーが咬合力により一時的に変形し、ホワイトニングジェルがマウストレーから流出し、ホワイトニング効果が低下する可能性がある。最近のホームホワイトニングジェルは流動性が改善されジェルのトレー内の停滞性が向上したため、マウストレーの外にジェルが流れ出ることが少なくなったが、このような事態にそなえてマウストレー内のジェルの量を多めにするためにレザボアを付与することも1つの手段となりうる。
　10％過酸化尿素のティオン ホーム プラチナ（ジーシー）のジェルは適度な粘性をもち、マウストレー装着時には歯面に均一にジェルが広がるものの、ホワイトニング時にマウストレーからジェルが垂れることが少なくなった（Wall05〈P.048〉で解説）。また、ティオン ホームのトレーシートにはスチレン・イソプレン共重合体が用いられているため、柔軟性があり、装着感もソフトである（図8）。このようなホームホワイトニングジェルやマウストレーを用いる場合にはレザボアは必要ないと思われる。ただし、軟らかく、柔軟性のあるマウストレーは外力により変形しやすいので、使用時以外はをトレーケースに保存することが重要となる（図9）。

3）適合のよいマウストレーを作製するために

　適合の良好なマウストレーを作製すること

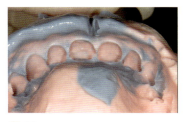

図 13
印象の歯頸部に気泡が混入していないことを確認する

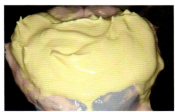

図 14
印象採得後、印象材に硬質石こうを注入する。石こうは熱可塑性レジンの成型用に開発した硬質石こう（ヒドロギプス FS：松風）

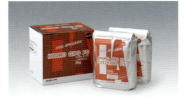

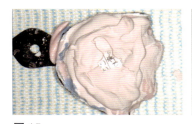

図 15
高流動性で気泡が入りにくく、5 分で硬化する超速硬化性の石こう（シェイク！ ミックス ストーン：ジーシー）

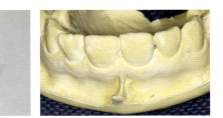

図 16
歯頸部の再現が確実にされていることを確認する

One Point

マウストレーの歯頸部への適合を高めるために、模型作製後に気泡を除去したり、歯頸部の石こうをトリミングしたりする方法もあるが、患者によってはホームホワイトニング時にトレーが過度に歯肉に食い込み痛みを生じる場合がある（図 17：ホワイトニング開始時、歯肉には異常は認められなかった。図 18：6 時間マウストレーを装着後、患者は歯肉に痛みを訴えた）。

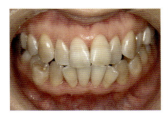

図 17
ホワイトニング開始時、歯肉には異常は認められなかった

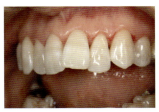

図 18
6 時間マウストレーを装着後、患者は歯肉に痛みを訴えた

は、ホワイトニング効果を高め、さらに少量のホワイトニングジェルでホワイトニングの成功につなげることができる。これは結果的にホワイトニングによる知覚過敏の発生のリスクを減少させる。以下に適合の良いマウストレーの作製のポイントを示す。

① **印象採得**：ホワイトニングジェルを塗布する部位に気泡が入らないように正確な印象を採得する。そのためには寒天印象材を用いるか（図 10）、指に盛ったアルジネート印象材を気泡が混入しないようにしっかりと歯面に擦り付け（図 11）、そのままアルジネートを盛ったトレーを歯頰移行部までしっかりと圧接する（図 12）。図 13 のように歯頸部に気泡が混入していないことを確認する。

② **石こう模型の作製**：印象採得後、印象材に硬質石こうを注入する。筆者は熱可塑性レジンの成型用に開発された硬質石こう（ヒド

141

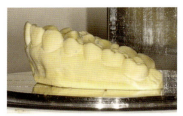
図19
前歯の歯軸が基底面に対し、できるだけ垂直になるように模型をトリミングする

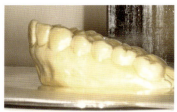
図20
トレーシートの成型時に歯頸部付近のアンダーカットが少なくなり、歯頸部付近の適合が良好となる

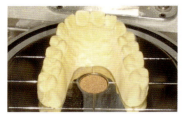
図21
バキュームフォーマーでトレーシートを吸引しやすいように馬蹄型に模型をトリミングする

> **One Point**
>
> Wall04（P.036）で紹介した症例など、咬合面部のトレーを厚くしたい場合、まず図22のようにトレーシートを臼歯部咬合面の大きさに合わせてトリミングする。そして、そのまま通法にしたがいトレーシートを成型する（図23）。
>
>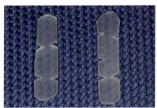
>
> 図22
> トレーシートを臼歯部咬合面の大きさに合わせて小さくトリミングし、調整する
>
>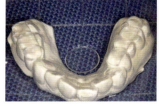
>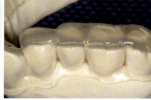
>
> 図23
> 小さくトリミングしたトレーシートを模型に乗せたまま通法にしたがいトレーシートを成型する

ロギプス FS：松風）を用いている（図14）。本石こうはヤング率が低いため、高いプレス圧を必要とする熱可塑性床用レジンの中に残る応力を緩和し、良好な適合が得られる。また、印象採得後すぐにマウストレーを作製したい場合は、高流動性で気泡が入りにくく、5分で硬化する超速硬化性の石こう（シェイク! ミックス ストーン：ジーシー）を用いている（図15）。

③ **石こう模型の作製およびバキュームフォーマーによるトレーシートの成型**：歯頸部の再現が確実になされていることを確認した後（図16）、前歯の歯軸が基底面に対し、できるだけ垂直になるようにトリミングする（図19）。これによりトレーシートの成型時に歯頸部付近のアンダーカットが少なくなり、歯頸部付近の適合が良好となる（図20）。またバキュームフォーマーでトレーシートを吸引しやすいように馬蹄型に模型をトリミングする（図21）。この際、トレー辺縁の設計線を超えて模型をトリミングしないように注意する。模型のトリミングが不十分なままトレー

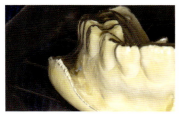
図24
模型のトリミングが不十分なままトレーシートを成型すると、歯頸部の圧接が不十分となるので注意する

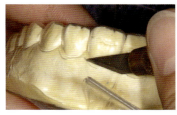
図25
マウストレーの変形を防止するため、模型にトレーシートを圧接した状態のまま、デザインナイフでトリミングする

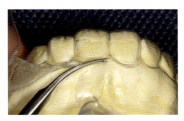
図26
ハサミを使ってトリミングする

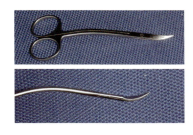
図27
トリミングにはダブルカーブの歯肉鋏が使用しやすい

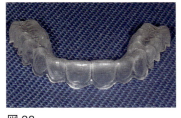
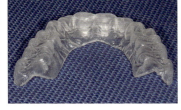

図28
完成したホワイトニングマウストレー

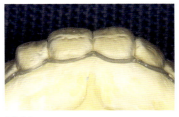
図29
最後にマウストレーを模型に戻し、外形線および適合が良好なことを確認する

シートを成型すると、歯頸部の圧接が不十分となるので注意する（図24）。

④ **マウストレーのトリミング**：マウストレーの変形を防止するため、模型にトレーシートを圧接した状態のまま、カッター（デザインナイフがおすすめ）でトリミングする（図25）。続いて、図26のようにハサミ（ダブルカーブの歯肉鋏がおすすめ、図27）を用いてマウストレーの辺縁を仕上げる（図28）。最後にマウストレーを模型に戻し、外形線および適合が良好なことを確認する（図29）。

143

JUMP UP！

より深く知るポイント⑨

ホワイトニングの分類

図1の①〜⑥にホワイトニングの手法の分類を示す。

①オフィスホワイトニングは、診療室で行うホワイトニングである。メリットは歯科医師の管理のもと短期間で確実なホワイトニングができる。さらに術者主導のため、漂白の効果を調整することが可能となる。デメリットは診療室での施術時間が長くなることが挙げられる。用いるホワイトニング剤は、以前は30〜35％の過酸化水素が成分の中心であったが、最近は光触媒の効果により、濃度が低くても高い漂白効果が得られる製品が発売されている。

②ホームホワイトニングは、マウストレーを作製し、患者自身がホワイトニングジェルをマウストレー内に塗布してトレーを装着するホワイトニングである。ホワイトニング剤の主成分は10〜35％の過酸化尿素で、海外では早く漂白効果を得るために高濃度のものが売られている（日本で認可されているホームホワイトニング剤はすべて10％過酸化尿素）。メリットは診療室での所要時間が短いことや、オフィスホワイトニングより適応範囲が広いことが挙げられる。デメリットはホワイトニング時間が1日2〜6時間ほどかかることや、患者主導であるため歯科医師の管理が困難であり、漂白効果のコントロールがしにくい傾向にあることなどである。

③デュアルホワイトニング（コンビネーションホワイトニング）は、2つもしくは複数のホワイトニングを組み合わせて行うことを意味する。現在はオフィスホワイトニング後にホームホワイトニングをするデュアルホワイトニングが多く行われている。メリットは漂白効果が早く得られることである。また、高い漂白効果を得られる場合もある。デメリットはホワイトニングの時間が長くなることと、それに伴い知覚過敏が出やすいことが考えられる。

④アシステッドホワイトニングは、はじめにホームホワイトニングのマウストレーの中に過酸化尿素と過酸化水素のホワイトニング剤を入れ、診療室で歯科医師の管理のもと短時間でホワイトニングを行い、その後通常のホームホワイトニングを行うこと。これによりホームホワイトニングの効果を早く得ることができる。これをジャンプスタートテクニックと呼ぶ。

なお、オフィスホワイトニング後に診療室でホームホワイトニングを数分行うと漂白効果が増すことがある。これをアシステッドホワイトニングの代わりに利用して、患者のモチベーションを高めることもできる。

⑤ウォーキングブリーチングは、図に示すようにあらかじめ根管口付近をセメントで閉鎖した失活歯の髄腔内に、漂白剤（過ホウ酸ナトリウムと30〜35％過酸化水素水）を入れる手法。漂白効果によるが1週間ほ

①オフィスホワイトニング

診療室で行うホワイトニング
メリット：歯科医師の管理のもとで短期間に
　　　　　確実なホワイトニングができる
デメリット：診療室での施術時間が長い
主要成分：30〜35％の過酸化水素
　　　　　（最近は触媒により濃度が低いものもある）

②ホームホワイトニング

患者が自宅で行うホワイトニング
メリット：診療室での所要時間が短い
デメリット：1日2〜6時間ほどかかる。
　　　　　　歯科医師の管理が困難
主要成分：10〜35％の過酸化尿素（日本の製品は10％）

③デュアルホワイトニング
　（コンビネーションホワイトニング）

診療室と自宅の両方で行うホワイトニング
メリット：漂白効果が早く得られる。
　　　　　高い効果を得られる場合がある
デメリット：ホワイトニング時間が長くなる。
　　　　　　知覚過敏が出やすい

④アシステッドホワイトニング
同じマウストレーを使用し、診療室で
専用のホワイトニングジェルと自宅での
ホワイトニングジェルを併用するホワイトニング
メリット：ホームホワイトニングより
　　　　　早く効果が得られる
デメリット：診療室で使用する
　　　　　　ホワイトニングジェルは
　　　　　　日本では未承認である

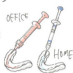

⑤ウォーキングブリーチング

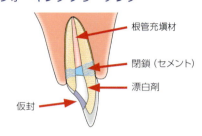

歯科医師が診療室で行うホワイトニング
メリット：失活歯のみ漂白できる
デメリット：後戻りの場合、
　　　　　　再治療する必要がある

⑥OTCホワイトニング

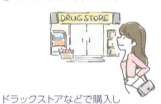

ドラッグストアなどで購入し
自宅で行うホワイトニング（おもに海外製品）
メリット：安価である
デメリット：効果が得られにくい

図1　ホワイトニングの手法の分類

ど放置し、これを3回程繰り返す。失活歯のみ漂白できるメリットがある一方、後戻りの場合、同様の方法で再治療する必要があり、歯質の切削量が多くなることがデメリットとなる。

　⑥OTC（オーバー ザ カウンター）ホワイトニングは、ドラッグストアなど歯科医院以外で手に入るホワイトニング剤を用いる方法である。安価であることが最大のメリットである一方、ホワイトニング剤成分の濃度が低いので、高い効果が得られにくいのがデメリットである。さらに自身で作製するマウストレーを用いる場合は、適合が不十分なため漂白効果がさらに得られにくい。

145

JUMP UP！
より深く知るポイント⑩

タッチアップをどのように捉えるか

　ホワイトニングの効果は永久的ではない。ホワイトニング後、必ず色調は戻る傾向にある。果たしてこれは本当に後戻りなのであろうか。筆者の経験では、ホワイトニング後に良好なセルフケアと定期的なプロフェッショナルケアを継続していれば、たとえ数年間ホワイトニングを中断していてもタッチアップをすると、色調は容易に改善する。すなわちホワイトニング後に色調が術前と同じようになっても歯質にはホワイトニングの効果は出ており、決してもとの状態に戻ったとはいえないのである。

　図1にホワイトニングを希望した33歳・女性の口腔内写真を示す。図2に上顎のみのホームホワイトニング2週間経過後（1週間に約4回のペース）を示す。その後、漂白効果の得られにくかった部位のみにオフィスホワイトニング（ハイライト：松風）をした（図3）。患者の満足を得られたものの来院が途絶えた（図4）。

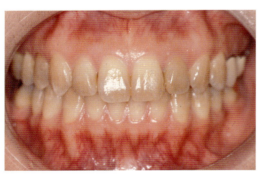

図1
ホワイトニングを希望した33歳・女性の口腔内写真

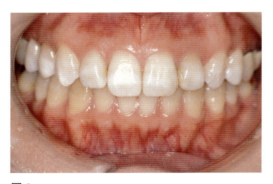

図2
ホームホワイトニング2週間経過後（1週間に約4回のペース）

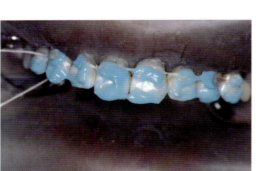

図3
漂白効果の得られにくかった部位のみオフィスホワイトニングした

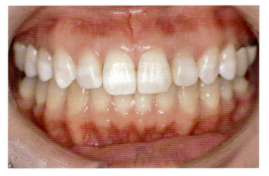

図4
患者の満足を得られたものの来院が途絶えた

1年6ヵ月後、ホワイトニングを再開したいと来院した（図5）。以前使用していたマウストレーをそのまま使用することができたので、ホワイトニングジェルを渡し、再度ホームホワイトニングを指示した。図6に翌日来院時の同部位を示す。1回のタッチアップでかなり色調が改善した。続いてタッチアップの効果が得られていない部位にのみ、オフィスホワイトニングを1回（通常のオフィスホワイトニングの場合は3回）行った（図7）。図8にオフィスホワイトニング後の同部位を示す。1年6ヵ月後ぶりにもかかわらずホームホワイトニング1回、オフィスホワイトニング1回のタッチアップのみで色調がかなり改善した。歯は以前のホワイトニングの色調を覚えているのである。

　ホワイトニング後の歯面は図9に示すような湯飲みやカップと同じである。つまりお茶やコーヒーを頻繁に飲んだり、飲んだあと湯飲みをしっかり洗わなかったりすると、すぐに着色する。その場合は漂白することで、短期間でもとの白い色調に改善される。筆者はこのようなたとえを用いて患者にホワイトニング後のセルフケアやメインテナンス、タッチアップの重要性を伝えている。

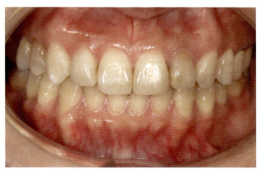

図5
1年6ヵ月後、ホワイトニングを再開したいと来院した

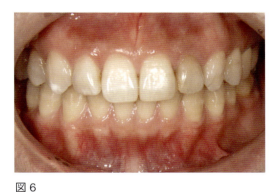

図6
1回のタッチアップでかなり色調が改善した

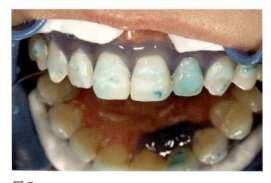

図7
タッチアップの効果が得られていない部位にのみオフィスホワイトニングを1回行った

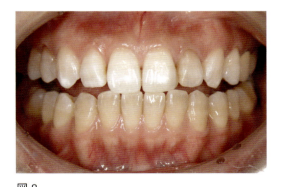

図8
オフィスホワイトニング後の同部位。1年6ヵ月後ぶりにもかかわらずホームホワイトニング1回、オフィスホワイトニング1回のタッチアップのみで色調がかなり改善した

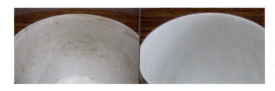

図9
筆者はホワイトニング後の歯の色調を湯飲みかカップに例えて患者に説明している

JUMP UP!
より深く知るポイント⑪

光触媒と照射器の使いこなし

1) オフィスホワイトニングと光触媒の関係は?

オフィスホワイトニング剤は30〜35%の過酸化水素が成分の中心であったが、最近は光触媒の開発が進み、過酸化水素濃度を低くして安全性を向上しつつ、光触媒（光照射）によって漂白を高めるホワイトニング剤が発売されている。それではなぜ光触媒により、低濃度の過酸化水素でも漂白効果が得られるのであろうか。高濃度の過酸化水素のみでも漂白効果はあるが、光や熱によってその反応は促進される（代表的な製品として、光触媒を含まず高い過酸化水素濃度で漂白効果を得るというオパールエッセンス ブーストがある）。

図1左にオフィスホワイトニング剤中の過酸化水素濃度と漂白の関係を示す。従来のオフィスホワイトニング剤の漂白作用（反応）は、高い山を越えてゴール（白くなる）すると例えることができる。すなわち十分な漂白効果を得るには、高い過酸化水素濃度が必要となる。一方、最近のオフィスホワイトニング剤に含まれる光触媒は光によって過酸化水素の漂白作用を非常に活性化する。すなわち照射により光触媒が作用することにより、図1右のように山にトンネルを掘ることができ、さらにそのトンネルを通り抜けてゴール（白くなる）するため、従来のオフィスホワイトニング剤より過酸化水素濃度が低くても同じ漂白効果を得ることができる。逆にいうと光触媒の効果が重要になるため、それぞれの光触媒に対応した光源を用いて、光エネルギーを十分にホワイトニング剤に与えなければ、漂白効果を得ることができない。

2) オフィスホワイトニングの光源：マルチアーチホワイトニングの特徴

表1にオフィスホワイトニングの代表的な光源とその特徴を示す。また最近では、ホワイトニングに効果的な光源を用いるだけでなく、光源の数や照射方向、照射出力を考慮した照射器が数多く紹介され、上下顎同時に効率的なホワイトニングを可能と

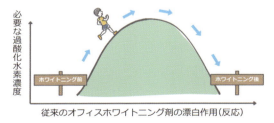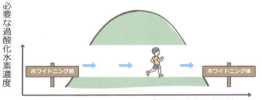

図1
光触媒とオフィスホワイトニング剤中の過酸化水素濃度の関係

するマルチアーチホワイトニングが注目されている。

オフィスホワイトニングを成功させる鍵は、使用するオフィスホワイトニング剤に含まれる光触媒の反応波長が、使用する照射器の照射光のピーク波長域に含まれていることを確認すること（図2）。次にその照射光の出力が高いかどうかを確認することである。照射器の特性により、ホワイトニング剤に十分に光エネルギーを与えられず、漂白効果が不十分と判断した場合は照射時間を長くすることで対応する。

最も簡単な方法はホワイトニング剤のメーカーが推奨している照射器を用いることである。

たとえばコスモブルー（図3、ジーシー）の5灯のランプ（出力ピーク波長395〜410nm）は、歯面に近接して照射できるように配置されている。さらに本照射器はティオン オフィス（ジーシー）の光触媒（520nm以下の波長の可視光線下での光触媒機能を有する窒素ドープ酸化チタン：$TiO_{2-x}N_x$；TiO_2に窒素を添加したもの）を確実に活性化できるため、漂白効果を得られやすい。

表1　オフィスホワイトニングの代表的な光源とその特徴

光源	光線の種類	特徴	光源ランプ
ハロゲン	可視光線 (480〜520nm)	発熱あり （フィルターにより発熱を抑制している製品もあり） 150W以上の高い光量のものもある	安価
メタルハライド	紫外線 (吸収波長310nm)	強い発熱あり 皮膚の火傷や日焼け（メラニン色素沈着）の可能性あり	高価
LED	可視光線 (420〜500nm)	若干の発熱あり 光量に限界あり（高い光量のものも開発されてきている）	高価
キセノン （プラズマ）	可視光線 (400〜550nm)	強い発熱あり	高価

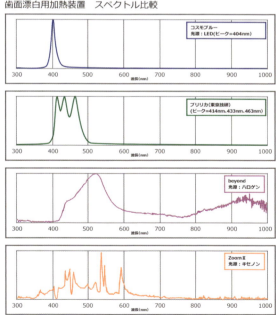

図2
照射器の照射光のピーク波長域（ジーシーのデータを一部改編）

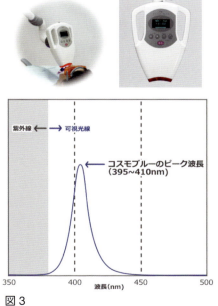

図3
コスモブルー（ジーシー）の5灯のランプ（出力ピーク波長395〜410nm）は、歯面に近接して照射できるように配置されている

JUMP UP！
より深く知るポイント⑫

ホワイトニングと口腔内カメラ

　ホワイトニングの術前、術後の口腔内写真を撮影し、モニター上に映し出して比較しても、実際に術者や患者の目で見たホワイトニング前後の色調変化が伝わりにくいという悩みをよく耳にする。それを解決するには、シェードガイドを写し込んだ画像を見ながら、同じシェードガイドを用いて術者と患者の目で実際に比較することが簡便な方法となる（図1）。その他の方法としては「モニター上での画像の調整」、「カメラの撮影条件の調整」がある。

1）モニター上での画像の調整（キャリブレーション）

　デジタルカメラの場合、CCD上に投影されたデジタルデータから出力される画像はカメラにより異なる。正確な色調を反映するには、図2のように口腔内に画像補正用カラーチャートのキャスマッチ（Cas Match：Color and size matching sticker；ベアーメディック）を置いて撮影し、実際に患者に説明するモニター上で画像加工ソフトを用いて調整（キャリブレーション）して、実際のキャスマッチの色調に一致させる。本法は確実なカラーマネージメント法ではあるが、多くの患者の口腔内写真を対象とする日常臨床では困難な面がある。

2）カメラの撮影条件の調整

　筆者は口腔内撮影カメラとしてアイスペシャルⅡ（図3、松風：現在は発売終了）を使用していた。本カメラは通常ISO（感度）100、絞り値F11に設定されている。そこで、まず片顎のみホワイトニングを実施し、その効果を術者と患者の目で確認した。その後、カメラの感度と絞り値を調整しながらさまざまな条件で撮影した。その調整のなかで、モニター上に写し出された

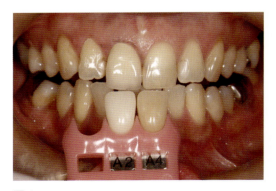

図1
同じシェードガイドを用いて実際の術者と患者の目で比較する

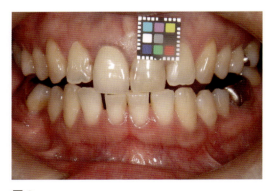

図2
画像補正用カラーチャートのキャスマッチ

画像が、実際の目で見た色調と同じように見える値（ISO200、F8）を当院のホワイトニング時の撮影条件とした。ただし、撮影条件は、カメラの機種、撮影環境、モニターにより異なるため、画像の変化に配慮しながら、シャッタースピード、絞り値、被写界深度、ホワイトバランス、ISOを各自で調整することが必要となる（図4）。

このカメラの撮影条件の調整法は至適条件が見つかればとてもよい方法であるが、簡便な方法とはいい難い。現在では、ホワイトニングの色調変化を表現しやすい口腔内写真を撮影できるホワイトニングモードを搭載したカメラも発売されている（図5、6、アイスペシャル C-Ⅱ 、C-Ⅲ：松風）

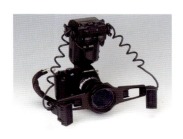

図3
アイスペシャルⅡ（現在は発売終了）

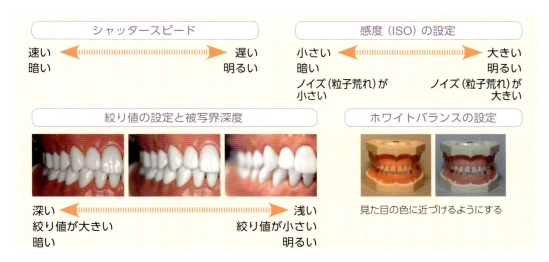

図4
カメラの設定は、画像の変化に配慮しながら、シャッタースピード、絞り値、被写界深度、ホワイトバランス、ISOを各自で調整することが必要となる

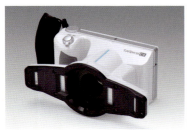
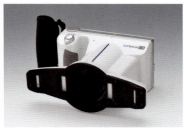

図5、6
アイスペシャル C-Ⅱ 、C-Ⅲ。ホワイトニングモードがあり、色調変化を表現しやすい

JUMP UP!
より深く知るポイント⑬

ケミカルバーニングへの対応

オフィスホワイトニングの主成分は高濃度の過酸化水素である。これが皮膚や粘膜に付着するとその部位は白色化し、ピリピリした痛みを伴う。これをケミカルバーニング（chemical burning：化学的な火傷、化学的な炎症）と呼ぶ（図1）。ケミカルバーニングは皮膚や粘膜表面の軽度な変化であるため、筆者の経験では約30分程度で消失する。白色化の部位に対しては口腔内炎症用の軟膏の塗布、ビタミンE剤の塗布などが一般的とされている。

本山ら[1]は、ケミカルバーニングへの対処法として次のように述べている。

ケミカルバーニングへの対処法

- 歯肉の白色化は、30分～1時間で消失する。
- 痛みは、1～3時間で消失する。
- 軟膏類の塗布は、治癒を促進するが、疼痛軽減には逆効果となる。
- 上皮の再生には、6時間以上必要である。したがって、歯肉の白色化と痛みが消失しても（見かけが治っても）、幼若な上皮しか再生していないので、食事（熱い物や固い物）やブラッシングなどによる刺激に注意する。

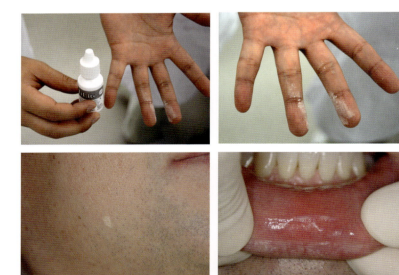

図1
高濃度の過酸化水素によるケミカルバーニング

また古川ら[2]はオフィスホワイトニング剤が歯肉や粘膜に付着した場合は、ただちに水洗することで歯肉刺激症状を軽微なものとすると述べている。さらにビタミンEの術前歯肉塗布が歯肉刺激後の細胞修復に有効であると報告している[3]。

　また、ホワイトニング術直後にケミカルバーニングが認められた場合は、患者にその事実と対処法をしっかりと伝えることがトラブル回避のポイントとなる。

参考文献
1) 本山智得, 冨士谷盛興, 三島幸司, 柴田暁輝, 北川解士, 新谷隆英, 上田浩大, 新谷英章：変色歯漂白システムの辺縁歯肉に及ぼす影響（第1報）臨床的評価, 歯科審美 16(1): 129-133, 2003.
2) 古川匡恵, 山田三良, 小林幹宏, 真鍋厚史：オフィスブリーチによる歯肉刺激について. 歯科審美 30(2): 93-96, 2018.
3) Frukawa M, K-Kaneyama JR, Yamada M, et al.: Cytotoxuc effects of hydrogen peroxide on human gingival fibroblasts in vitro, Oper Dent, 40: 430-439, 2015.

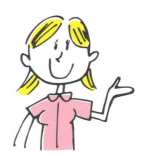

患者さんにきちんと説明をして、焦らず適切に対処すれば、問題ありません。

JUMP UP!
より深く知るポイント⑭

ホワイトニングの安全性

患者から「ホワイトニングにより歯がもろくなり、虫歯になりやすくなるのではないか？」という質問をよく受ける。西村ら[1]はホワイトニングを行う40人の患者に対しアンケート調査を行い、患者のもつホワイトニングに対する不安や質問について報告している。これによると「どれくらいもつのか」が45％と最も多く、次に「歯への害」が24％、続いて「身体への害」が17％となっている。

すでに JUMP UP! ③（P.078）で述べたように、過酸化水素は歯を漂白した後、無害な水と酸素に分解されるため、人体に影響はないとされている。また3％の過酸化水素は口腔内のグラム陰性菌に対して奏効し、歯周病治療薬として用いられていた[2]ことからも安全性には問題ないと思われる。ただし、30～35％の高濃度の過酸化水素が歯肉や皮膚に直接触れるとケミカルバーニングを起こすので、オフィスホワイトニ

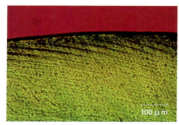 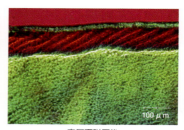 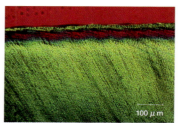

健全エナメル質 　　　　表層下脱灰後（初期う蝕病変）　　　　再石灰化後

図1
偏光顕微鏡による健全エナメル質、表層下脱灰後（初期う蝕病変）、表層下脱灰病変を再石灰化したエナメル質の縦断面。初期う蝕病変像ではエナメル質表層下100μmの幅で構造変化が認められ、再石灰化によりその変化は減少した

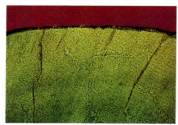 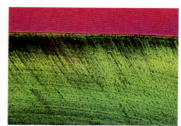 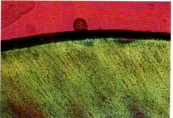

健全エナメル質　　　　オフィスホワイトニング後（ハイライト3回漂白）　　　　ホームホワイトニング後（NITE ホワイト・エクセル6時間漂白後）

図2
エナメル質表面にオフィスホワイトニング（ハイライトで3回漂白）、ホームホワイトニング（NITE ホワイト・エクセルで6時間漂白）を通法にしたがって作用させてもエナメル質表層の構造変化は認められなかった

ングでは歯肉の保護が必要である。また10％の過酸化尿素の急性毒性についても問題ないとされ、ホームホワイトニングの安全性も確認されている[3]。なお、歯と身体への害に不安を抱く患者に対して、筆者は「当院で用いているホワイトニング剤は日本の厚生労働省の厳しい審査に合格し、認可を得ているので安全性は心配ありません」と説明している。

また、JUMP UP! ①（P.074）ですでに述べたように、ホワイトニングはフッ化物の取り込みを促進し、歯がもろくなるどころか逆に耐酸性が向上する。

筆者らはホワイトニングがエナメル質表層に与える影響について検討を加えている[4〜8]。図1に偏光顕微鏡による健全エナメル質、表層下脱灰後（初期う蝕病変）、表層下脱灰病変を再石灰化したエナメル質の縦断面を示す。初期う蝕病変像ではエナメル質表層下100μmの幅で構造変化が認められ、再石灰化によりその変化は減少した。

一方、エナメル質表面にオフィスホワイトニング（ハイライトで3回漂白）、ホームホワイトニング（NITEホワイト・エクセルで6時間漂白）を通法にしたがって作

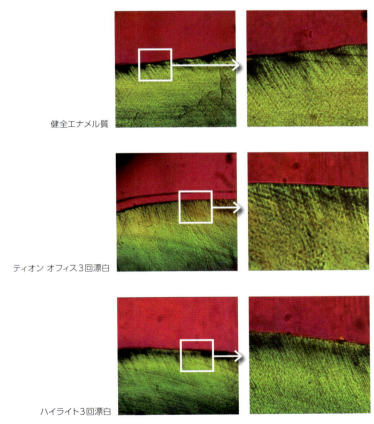

健全エナメル質

ティオン オフィス3回漂白

ハイライト3回漂白

図3
ティオン オフィスにて3回漂白（ハイライト使用）してもエナメル質表層の構造変化は認められなかった

用させても、エナメル質表層の構造変化は認められなかった（図2）。

　また、ティオン オフィスで通法にしたがい3回漂白しても（図3）、さらに10回漂白してもエナメル質表層の構造変化は認められなかった。さらにハイライトで10回漂白しても同様に変化は認められなかった（図4）。

　同時に微小部X線回折や赤外分光分析などの結晶学的検討においてもホワイトニングによるエナメル質表層への影響は認められず、安全性が確認された。

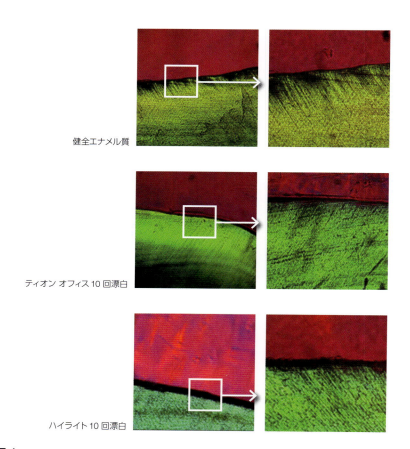

図4
ティオン オフィスにて10回漂白、ハイライトにて10回漂白してもエナメル質表層の構造変化は認められなかった

参考文献
1) 西村耕三, 他：ホワイトニング後の患者の満足度について. 歯科審美, 17(2): 23-29, 2005.
2) Rosling BG: Microbiological and clinical effects of topical subgingival antimicrobial treatment on human periodontal disease. J. Clin. Periodontol. 10: 487-514. 1983.
3) Li Y: Tooth bleaching using peroxide-containing agents: current status of safety issues. Compendium 19: 783-794, 1998.
4) 須崎 明（共著）：ホワイトニングを成功させるインフォームド・コンセントを教えてください：審美修復 ここが知りたいQ 46, 56-57. デンタルダイヤモンド社, 東京, 2005.
5) ドルゴルマー・ダバーサンバ, 河合利浩, 山根尚子, 須崎 明, 有本憲弘, 松井 治, 千田 彰, 大野紀和*, (*：解剖学第一講座)：初期う蝕病変に対する結晶学的検討. 日本歯科保存学会雑誌. 49(1) 168 〜 177, 2006.
6) 河合利浩, 金田美樹, 馬場靖代, 須崎 明, 千田 彰：第1報：漂白剤のエナメル質の有機質に及ぼす影響とその漂白効果について. 歯科審美, 2003.
7) 河合利浩, 劉 利恵, 須崎 明, 松井 治, 千田 彰：生活歯漂白に関する基礎的研究. 歯科審美 17(1) 26-35, 2004. 15(2)：41-157 〜 46-162, 2003.
8) 河合利浩, 原 万紀子, 笠原緒里絵, 劉 利恵, 須崎 明, 松井 治, 幾島啓介[1], 大槻昌幸[1], 田上順次[2], 千田 彰, (1：株式会社ジーシー研究所）（2：東京医科歯科大学)：新たに開発された生活歯漂白システムに関する基礎的研究. 歯科審美 18 (1) 131 〜 136, 2005.

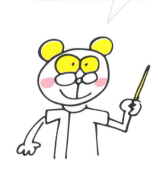

誤解のないよう、患者さんに安全性について、きちんと説明しましょう。

おわりに

　今回ご紹介した私のホワイトニング臨床は、多くの方々に支えられて成り立っている。

　まずはじめに、私にホワイトニングについての研究や臨床に取り組む機会を与えていただいた愛知学院大学 保存修復学講座 千田 彰教授に心より感謝したい。

　また、本書のタイトルにもあるように、ホワイトニングの成功の鍵は、ぱんだ歯科にかかわるスタッフ全員によるチームアプローチであることはいうまでもない。いつも私を支えてくれるスタッフ達をはじめ、本書を出版するにあたり、時間を惜しまず多大なご協力をいただいたデンタルダイヤモンド社の中村彰一氏に深く感謝し厚くお礼を申し上げます。

私を支えてくれているぱんだ歯科のスタッフ（2019年4月1日現在）
歯科医師：吉田弦希、鈴木美波、BATZORIG BAYARMAA
歯科技工士：長谷川彰人（東海歯科医療専門学校）、上原孝文（オーシャンラボ）
歯科衛生士：本多紀子、川瀬信香、坪井奈津美、長尾小春、正村奈緒、小池未央、
　　　　　　　青木さやか、杉山 舞、吉田真梨
診療アシスタント：近藤春菜
受付アシスタント：橋口友由紀、西尾弥生、岡崎尚子、水野綺音、水野葉子

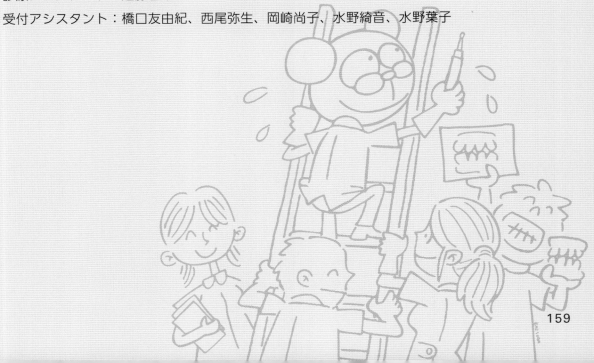

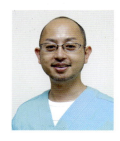

ぱんだ歯科（愛知県北名古屋市開業）
須崎　明（すざき あきら）

【略歴】
平成18年3月　愛知学院大学歯学部歯学科卒業
平成12年3月　愛知学院大学大学院歯学研究科修了、博士（歯学）の学位取得
平成12年4月　愛知学院大学歯学部保存修復学講座　助手
平成12年4月　平成12年度　日本歯科保存学会奨励賞　受賞
平成13年4月　愛知学院大学歯学部附属病院審美歯科外来　医員
平成13年7月　2001年 The International Conference on Dentin/Pulp Complex, "Young Investigator Award" 受賞
平成14年4月　愛知学院大学歯学部保存修復学講座　講師
平成15年9月　モンゴル国立健康科学大学　客員准教授
平成17年3月　愛知学院大学歯学部保存修復学講座　非常勤講師
平成17年4月　ユマニテク歯科製菓専門学校　非常勤講師
平成17年4月　ぱんだ歯科　院長
平成17年5月　東海歯科医療専門学校　非常勤講師
平成30年5月　医療法人ジニア　ぱんだ歯科　理事長
現在に至る

【所属学会】
愛知学院大学歯学会会員
日本歯科保存学会会員
日本レーザー歯学会会員（専門医・指導医）
日本歯科審美学会会員（認定医）
日本歯科理工学会会員
IADR（国際歯科研究学会）会員
JADR（国際歯科研究学会日本部会）会員
Academy of Operative Dentistry（米国保存修復学会）会員
日本接着歯学会会員
日本臨床歯周病学会会員
日本歯周病学会会員
日本顕微鏡歯科学会会員
IADFE（International Academy for Dental Facial Esthetic）Fellow

---

チームで成功させるホワイトニング
ー壁を乗り越えるポイントと臨床テクニックー

発行日	2019年4月1日　第1版第1刷
著　者	須崎　明
発行人	濱野　優
発行所	株式会社デンタルダイヤモンド社
	〒113-0033
	東京都文京区本郷3-2-15 新興ビル
	TEL 03-6801-5810（代）
	http://www.dental-diamond.co.jp/
	振替口座＝00160-3-10768
印刷所	株式会社エス・ケイ・ジェイ

©Akira SUZAKI 2019 Printed in Japan
落丁、乱丁本はお取り替えいたします。

● 本誌に掲載する著作物の複製権・翻訳権・上映権・譲渡権・公衆送信権（送信可能化権を含む）は、㈱デンタルダイヤモンド社が保有します。
● JCOPY〈㈳出版社著作権管理機構委託出版物〉
本誌の無断複製は著作権法上での例外を除き禁じられています。
複写される場合は、そのつど事前に㈳出版社著作権管理機構（電話03-3513-6969、FAX03-3513-6979、e-maill:info@jcopy.or.jp）の許諾を得てください。